E tu come stai?!

Giuseppe Gioioso

E TU COME STAI !?

Un libro che racconta vita ed emozioni di comuni mortali, che senza l'Amore ispirante e il supporto delle mie splendide tre donne non avrei mai potuto scrivere!

Ma un grazie di cuore va a tutti i miei "amici" clienti ed allievi, senza i quali non esisterebbero simili storie di recupero fisico e di un sano e ritrovato benessere quotidiano!

PERCHÈ SCRIVERE UN LIBRO DEL GENERE?!

Perchè un libro simile non esiste! Puoi trovare mille libri sulle tecniche di allenamento più disparate, altri mille sulla motivazione, qualche migliaia di manuali tecnici ma un "romanzo" che racconta di comuni mortali alle prese con la ricerca del proprio benessere, lottando con i mille impegni quotidiani e con se stessi, mancava all'appello!

"Luoghi, nomi, personaggi sono reali?"

Chi può dirlo con certezza! Ma di sicuro non è l'elemento più importante di questo racconto. L'elemento cardine è la riflessione su quanto ci rivediamo in un uno dei personaggi...su quanto riesci a comprendere le preoccupazioni di uno di loro perché in realtà sono le tue...sui sistemi che ognuno utilizza per trovare sempre la spinta giusta a fare qualcosa per se stesso e per il proprio benessere...l'elemento cardine del racconto è quello tsunami in cui ogni giorno, tutti i giorni, ci tuffiamo senza sapere effettivamente se ne usciremo vivi...uno tsunami chiamato "vita quotidiana", in cui il momento perfetto per noi e ciò che desideriamo, non esiste! Ma in cui possiamo far crescere la voglia di star bene con noi stessi sempre di più, giorno dopo giorno, evitando scorciatoie inutili e spesso stupide! Facendo piccoli passi verso il cambiamento duraturo e verso il vero benessere! Verso quella sensazione di efficienza quotidiana, quella capacità di sostenere le nostre prove quotidiane nel miglior modo possibile, quella splendida emozione di poter godere del proprio corpo e di tutto ciò che riesce a fare con leggerezza e disinvoltura...il benessere che ci permette di guardarci allo specchio e di sentirci soddisfatti del riflesso che osserviamo!

"Mamma e che palle!"

Questa è la mia vocina, quella vocina interiore con cui mi sono abituato a confrontarmi tutti i giorni e che mi piace anche ascoltare, perché molto spesso mi presenta prospettive inattese della mia quotidianità e del mio lavoro, quindi quando leggi un corsivo simile sappi che è lei che parla!

Tornando a noi, tutto ciò che leggerai vuole spronarti a riflettere su ciò che vuoi, come poterlo raggiungere e se effettivamente è ciò che disideri sul serio!

Troverai parti in **grassetto** che racchiudono suggerimenti, consigli e tutto ciò che può tornarti utile realmente nella tua quotidianità.

Prendi ogni cosa che leggi per quello che è, vale a dire, l'esperienza di qualcuno che come te sta cercando di sentirsi meglio giorno dopo giorno...l'esperienza di chi vuole un modo concreto per ritornare a fare tutto ciò che ama...l'esperienza di chi ha iniziato il suo percorso verso il benessere perché era stanco di combattere con i suoi doloretti quotidiani perenni...di chi si è stancata di una forma fisica che non la rappresenta...di chi si è stufato di un corpo che non era all'altezza dei suoi compiti quotidiani...**l'esperienza di chi le ha provate tutte ma che alla fine ha scoperto che un sano allenamento passa prima per la testa e poi arriva al corpo**...di chi ha trovato un modo salubre e costruttivo di impegnare mente e corpo per evadere dai propri pensieri ricorrenti...di chi non sapeva cosa fare oggi e, ha acquistato un romanzo che parla di benessere!

"DEVI AVERE UN BUON MOTIVO
PER AGIRE"

Ok Peppino, forza e coraggio, ed affrontiamo questo nuovo giorno! Giro la testa e guardo l'orario a soffitto che mi conferma il solito orario...ore 5:45...*anche stamattina vinco io, Peppe 1 – Sveglia 0!*

Iris dorme come sempre bella comoda occupando buona parte del centro letto...Paolantonia per metà in culla e metà sul cuscino della mamma sul letto...tutto nella norma, posso sgattaiolare via dal letto, stando attento a non fare il minimo rumore.

La mia splendida mogliettina è già super operativa e la ritrovo in bagno alle prese con l'inutile trucco prima di andare a lavoro...inutile perché nel suo caso è totalmente superfluo!
Caffè, colazione al volo con le mie amate biscottate olandesi con filo di marmellata rigorosamente a fragola, succo di frutta, altro giro di caffè, si lava tutto e mi vado a docciare.
Ogni giorno, io e mia moglie incastriamo in modo naturale i nostri ritmi già dal risveglio, in modo che lei possa prepararsi in modo sereno sapendo che ci sono io, attento e vigile a "sorvegliare" le piccole, per poi darci il cambio di ruolo,

praticamente organizzati come una perfetta catena di montaggio!

Simona scende, mentre io faccio fare il ruttino di rito a Paolantonia dopo il biberon "offerto" da mamma Simy, che prima del lavoro passa a prendere la babysitter che terrà Paolantonia fino al mio rientro in tarda mattinata.

Mentre aspetto Anita, la babysitter, preparo la colazione alla mia regina Iris, che alle 6:45 del mattino è sveglia e comoda sul divano, mentre Paolantonia è nel suo passeggino vicino a lei.

Alle 7:25 io ed Iris salutiamo con fragorosi bacini Paolantonia ed usciamo diretti a scuola, con la speranza di arrivare presto per poter "amoreggiare" e chiacchierare fuori scuola a cancelli ancora chiusi.

Ore 7:50 dopo aver lasciato Iris a scuola e dopo i nostri amoreggiamenti mattutini, posso dirigermi alla prima tappa di oggi, corso avanzato di Pilates a Pozzuoli programmato alle 8:30 come ogni lunedì, mercoledì e venerdì ormai da 9 anni!

«Maestro buongiornoooooo! Giusto in tempo per il caffè!», mi dice Oriana che come sempre è la prima ad arrivare per il corso. Una donna che ha superato i 50 con slancio, forma e benessere, nonostante un'intensa vita professionale.

«Grazie cara! Ma ricordati del pochissimo zucchero! Dolorini del week end dopo la nostra lezione di venerdì scorso?!», chiedo ad Oriana che nel frattempo gira il caffè.

«Eh maestro, che te lo dico a fare! Tanto ormai ci siamo abituate dopo anni di massacro!» mi risponde con quella sua espressione che raccoglie in sé pazienza mista a soddisfazione.

«Dilla tutta dai, il giorno in cui mi chiamasti per capire se potevamo organizzare una lezione mattutina qui, non pensavi andassi incontro ad allenamenti che ti avrebbero cambiato la vita!?» e logicamente si stampa sul mio volto il famoso sorrisino "bastardo" che tutti i miei clienti "adorano".

«Nooooo...per niente maestro! E lo sai bene! Io e Vera

eravamo convinte di non durare a lungo e invece, eccoci qui, dopo anni ed anni! Beh, Vera si è dovuta fermare per la gravidanza dopo che l'hai trasformata da nulla facente incostante ad "atleta" modello, e credo proprio che una volta sistemato il pargoletto, tornerà di corsa a lezione per combattere le nostre pessime posture quotidiane.»

Vera, trentenne che ha iniziato ad allenarsi con un ruolo che definirei da semplice "accompagnatrice" per poi diventare, col tempo, una delle mie migliori allieve, è socia ed amica di Oriana e in effetti lavorando nel ramo estetico avendo un centro ben noto sulla zona, sono spesso sottoposte a stress posturale e soprattutto mentale, che insieme riusciamo a combattere in modo costruttivo e salutare.

Mentre chiacchieriamo io ed Oriana, arrivano le altre. Non tutte sono nel gruppo dall'inizio e quindi sentirci ricordare gli "albori" del nostro splendido "viaggio" nel benessere, le incuriosisce sempre. Non mancano curiosità, aneddoti, racconti sulle tante persone che "hanno provato" e poi mollato la lezione. In realtà è un modo per chiarire, e capire bene, come nasce un progetto di miglioramento psicofisico e come fa a diventare una costante ben salda nella vita di "comuni mortali". Molti pensano che chi riesce ad allenarsi con costanza, dedizione e progressività, ha tanto tempo libero, nessun impegno particolare, nessun fastidio o reale problema fisico e come si dice dalle mie parti "tene 'a capa fresca!" cioè "non ha altro a cui pensare!", ma quando poi si acquisisce la consapevolezza che tutti hanno una vita intensa, tante storie da raccontare e battaglie personali da combattere allora la visione del risultato raggiunto da ognuno cambia!

«Però devo dirlo maestro, sei cambiato molto negli anni! Migliorato! Addolcito!» mi dice con espressione rallegrata Oriana.

«Sicuramente! Il cambiamento è parte integrante di un processo di crescita e ciò che non cambia mai nel tempo, diventa monotono!» e sorrido guardandola «Ma non credo di essere cambiato solo io! Siete cambiate voi! È cresciuto il gruppo, ci siamo arricchiti e migliorati tutti noi durante questo viaggio insieme! E ripeto, sarebbe da stupidi non cambiare nella vita! **Sicuramente le nostre lezioni, le mie lezioni, non sono per tutti!** Quindi brave voi ad aver trovato sempre una buona motivazione per continuare con costanza e determinazione!»

«Siamo brave vero maestro?!» dice Tea con un tono che vuole conferma e con la sua solita aria da "Alice nel Paese delle Meraviglie". Una donna in splendida forma e solare, anche se pensa sempre di non essere all'altezza di situazioni e persone, che alla soglia dei 60 riesce ad esprimere grande mobilità ed elasticità, e se non fosse per la capacità di perdersi di continuo nei meandri dei suoi pensieri, avrebbe un controllo assoluto del proprio corpo...ma ci stiamo lavorando!

«Certo! Siete donne! Siete toste, concrete e caparbie! Ecco perché il 90% dei miei clienti sono donne! Preferisco lavorare con voi, piuttosto che con l'uomo medio! Voi reggete le sfide che vi attirano, volete sentirvi meglio con voi stesse (che non sempre vuol dire più belle!) e a vostro agio col vostro corpo...**la donna per me è l'emblema della ricerca di un equilibrio tra forma, efficienza e bellezza, che è l'essenza stessa della mia visione del benessere**....voi rappresentate, siete, il canone di benessere secondo Peppe "JoyNess" Gioioso!»

Per fortuna, tutti i miei allievi sanno bene come la penso e come vedo e faccio vivere il benessere. Quindi sanno bene che per me **alla base di ogni allenamento, "esperienza fisica", c'è sempre una primaria esperienza mentale che deve guidare il corpo verso la direzione che immaginiamo perfetta per noi stessi.**

La parola d'ordine quotidiana per tutti è Motivazione, ma senza tutti i "pipponi" che tanti guru del benessere oggi vogliono proporre a chiunque, senza conoscerne le storie o riconoscerne le caratteristiche personali! **Motivazione intesa come acquisizione costante e consapevole di tutti i buoni motivi che ci portano a fare una scelta ben precisa, ad assumere comportamenti ben precisi, a cambiare abitudini in modo netto e costruttivo! E una volta entrati nel meccanismo, ritrovarci a rinnovare, rinfrescare e magari rafforzare quotidianamente quei buoni motivi iniziali, che nel frattempo si sono progressivamente trasformati!**

Ecco perché ripeto sempre a tutti che lavorare con me, allenarsi con me, impegnarsi con me e seguire i miei allenamenti, non è per tutti e non è da tutti. Non tutti sono pronti a mettersi realmente in gioco per realizzare ciò che desiderano semplicemente perché troppo spesso, pensano che basta poco per cambiare anni di cattive abitudini! **Infondo questa è l'era del "massimo risultato con zero impegno", ma per fortuna col corpo, e soprattutto la mente, non funziona così!**

«Ok signore belle, tutte in sala, su su! Divertiamoci anche oggi! Ah dimenticavo, oggi riprendiamo la lezione così avrete sempre l'occhio oggettivo del cellulare con cui confrontarvi.»
Riprendo spesso le lezioni collettive perché ho capito negli anni che il modo migliore per dimostrare a qualcuno che credere di far bene è ben diverso dal far bene realmente, è mostrarglielo attraverso un video che rappresenta fedelmente ciò che si realizza in sala durante la lezione.

Entriamo nella nostra luminosa sala, sistemo tutto per la ripresa, i tatami sono in posizione, ma "driiiiin...driiiiin" squilla il mio cellulare, guardo lo schermo e leggo il nome: Ada.

«Ciao Ada, come stai?! La nostra amica in comune mi aveva detto che avresti chiamato, infatti ho salvato il tuo contatto. Dimmi tutto, come posso aiutarti?» rispondo facendo cenno al gruppo, che si sta preparando in sala, di attendere un minuto.

«Ciao Peppe, avrei bisogno di qualche seduta di allenamento posturale per alcuni problemini alla schiena con cui ormai convivo da anni…» mi dice Ada, che mi è stata descritta come un'anziana signora con problemi seri di deambulazione, e non solo!

«Perfetto Ada!» le rispondo al volo interrompendola «però facciamo una cosa, visto che ora sto per iniziare una lezione, sentiamoci appena finisco così mi spieghi tutto con calma e vediamo se posso esserti effettivamente utile o no, per te va bene se ti chiamo tra un'ora?»

«Si si, va benissimo e scusami per l'interruzione, ma non sapevo...» mi risponde lei con tono quasi mortificato.

«Ma stai tranquilla, non devi assolutemente preoccuparti! Ci sentiamo con calma dopo allora, ok!?»

«Certo, a dopo Peppe grazie.»

«Ciaooooo!» chiudo la conversazione con Ada, ritorno concentrato sul gruppo e riprendo la lezione.

«Dai Signore belle, concentriamo le menti ed affatichiamo i corpi! Iniziamo con la nostra routine respiratoria, ricordando che **la respirazione da il ritmo, la postura si adatta ai meccanismi respiratori e la assecondiamo fino a generare, in modo naturale, i nostri movimenti!** Ricordate che voi siete le mie cinture nere di Pilates e che da quest'anno si lavora per i dan!»

Dopo anni di lavoro ormai sono convinto che **ogni cosa che facciamo deve essere vissuta in modo talmente intenso, da farle acquisire una valenza piacevole per mente e corpo tale da conferirle il potere di spingerci a ripeterla, più e più volte, fino a migliorarla.** E questo è un gruppo di persone che con caparbietà e motivazione, costantemente rinnovata dalle sfide che lancio di continuo alle loro menti e ai loro cuori, sono arrivate ad un livello di consapevolezza di se stesse, di percezione fisica e di controllo del corpo, talmente elevato che è diventata una vera goduria per me allenarle e farle vivere il nostro percorso come una disciplina che può essere colorata con mille sfumature diverse. È anche grazie a loro che posso permettermi di paragonare il nostro Pilates Rebalance alle arti marziali e a quella disciplina che ne deriva, tanto da definirne il percorso attraverso i colori delle cinture e i dan!

«Aaahhhhhh che grandioso inizio settimana Signore belle! È sempre un piacere lavorare con voi! Ora però andatevene, che non vi sopporto più!» e parte la mia risatina classica e carica di sfottò di fine lezione, soprattutto quando la lezione è andata bene!

Mentre tutte lasciano la sala, prendo il cellulare, chiudo la fotocamera con cui ho ripreso la lezione che poi sarà caricata nell'area riservata del sit, in modo da potersi rivedere e valutare con totale oggettività se stesse ed i loro progressi, e vado alle ultime chiamate...eccola qui, Ada.

«Ciao Ada, eccoci qui!»

«Ciao Peppe!» mi risponde cortese Ada.

«Allora se per te va bene, ti faccio qualche domanda mentre sono in attesa di iniziare un personal e poi magari ci organizziamo per un appuntamento dal vivo e una valutazione concreta della tua situazione, cosa ne dici?»

«Va benissimo!» risponde lei, trasmettendo curiosità ed interesse su ciò che verrà fuori da questa fase iniziale.

«Hai accennato a fastidi posturali giusto?!»

«Si!» mi risponde in modo netto ed immediato trasmettendomi uno stato di insofferenza derivante da quei fastidi.

«Di cosa si tratta esattamente? Cerchiamo di essere molto precisi e dettagliati, ok?!»

«Certo! Allora, sono anni che soffro di mal di schiena e mi capita spesso di bloccarmi al punto di non poter svolgere le mie faccende quotidiane, sia personali che lavorative...

Sinceramente, non riesco più ad andare avanti così!»

«Capisco, ma mi servono alcuni dettagli...quanti anni hai? Quanto sei alta e quanto pesi, Ada?» le chiedo senza fronzoli, anche per distrarla da quella sensazione di fastidio data dal ripensare alle sue grane posturali.

«Ho 65 anni e sono da sempre "panciuta", sono alta 1 metro e 60 e peso 75 chili...diciamo che non sono mai stata una modella, ma il problema reale è che negli ultimi anni il dolore aumenta fino a distogliermi da qualsiasi attività.»

«Tranquilla è tutto nella norma! Prtroppo, **ognuno di noi tende a pensare che la "propria situazione attuale" sia unica e solo propria**, non immaginando nemmeno che chi fa il mio lavoro ne vede e ritrova di tutti i colori, quindi puoi esser certa che finora è tutto regolare! Ascolta, ma abbiamo esami medici, radiologici, referti, che posso visionare per avere dei riscontri scientifici?»

«Ho fatto tanti esami e sono perennemente sotto controllo ciclico, ma in realtà i medici non mi hanno mai saputo dire la causa specifica di questo perenne fastidio alla schiena! A volte mi hanno fatto sentire quasi come una pazza che inventa il dolore!» mi racconta con un tono stizzito Ada.

«Ok, ok! Allora, se sei d'accordo, fisserei una seduta di prova in cui valuterò il tuo stato di forma ed efficienza fisica effettivo e se è possibile, mi prepari tutti gli esami che hai in modo da dargli un'occhiata, cosa ne dici?»

«Va benissimo! Quando possiamo vederci?» mi chiede subito lei.

«Allora…oggi è lunedì...primo giorno utile e più comodo per me è...giovedì prossimo alle 11.00, per te va bene?»

«Si, si! Lo appunto anche sul calendario del telefono per avere il promemoria.»

«Bravissima! Anche io uso lo stesso metodo per organizzare e tenere tutto a mente! Allora ci vediamo giovedi prossimo alle 11.00...Ah! Ricordati di mandarmi la posizione o l'indirizzo di casa...e un'altra cosa, come hai ben capito, non amo gli inutili perbenismi, quindi ti darò del "tu" come faccio con tutti, infondo è un incontro tra anime e non uno "scontro" tra numeri anagrafici.»

«Ma certo, tranquillo! Ci vediamo giovedì, buona giornata.» mi dice tranquilla e carica Ada.

«Buona giornata a te!» e chiudo la chiamata.

Devi segnare l'appuntamento sul calendario del cellulare: Ada, giovedì, ore 11.00, avvisa 2 ore prima e anche un'ora prima...ottimo Peppino!

Alla domanda *"Ti capita di parlare spesso da solo?"* Io rispondo a voce forte e netta *"Sì! Certo! Ho un paio di "amici" con cui mi confronto continuamente!"* Folle!? Ahahahahah! Io non credo! Penso sia un modo costruttivo per riflettere ed attingere ad altre prospettive, un po' come quando si ha un vero interlocutore con cui scambiare opinioni...io ne ho un paio, giusto per ampliare le possibilità!

Comunque, mentre ero al telefono con Ada, è arrivata per la nostra seduta di allenamento Elsa, la "super nonna"! Eh si! Una splendida donna, mamma, nonna, attiva ed in ottima forma, che da un anno è ritornata da me per dei problemi all'anca e al ginocchio. Per fortuna, ha una forma fisica ottima e quindi evitando qualsiasi sovrappeso, le anche non soffrono ne in fase statica ne in quella dinamica. Infatti il lavoro insieme è iniziato con lo sguardo tecnico rivolto alla mobilità delle anche, ginocchia e caviglie, per poi ampliarsi fino ad elementi di muscolazione mirata ed elasticità.

Diciamo che evito sia tecnicamente che in termini di "visione del diretto interessato", ogni forma di limitazione del problema a zone delimitate e circoscritte. Infatti, cerco in ogni modo di trasmettere e far acquisire **la consapevolezza dell'unicità ed integrità della "macchina corporea", in realtà non divisibile in parti meccaniche separate tra loro ma da reinterpretare come una macchina unica con parti**

perfettamente assemblate e collegate tra loro!

Diciamo che tecnicamente la mia visione della struttura fisica è fortemente influenzata da due elementi: tensegrità ed epigenetica.

La **Tensegrità** è un principio derivante dall'architettura, secondo cui una struttura composta da parti slegate tra loro, diventa unica e più forte nel momento in cui ci sono elementi che permettono la connessione delle singole parti, e proprio il corpo umano ne è un esempio perfetto!

L'**Epigenetica**, sempre per dirla semplice, studia tutto ciò che altera ed influenza il comportamento e l'attività dei geni senza modificare il DNA...e indovina un po'?! La scienza sta dimostrando sempre più la capacità di elementi legati ad ambiente, emotività ed alimentazione, di influenzare l'epigenetica di ognuno di noi!

Quindi per tornare a noi, **la postura di ognuno di noi viene costantemente aggiornata da tutto ciò che proviamo e facciamo, influenzando tutto il corpo pur partendo da "un problema" specifico e ben localizzato.**

Questo è il meccanismo alla base dei miglioramenti di Elsa, che ha imparato a gestire l'equilibrio statico e dinamico in modo da caricare entrambe le anche e non solo quella più dolorante! Grazie alla forza di volontà, alla motivazione costantemente rafforzata dallo star meglio, dal sentirsi meglio, dallo svegliarsi senza tutti i "soliti" dolorini del mattino, Elsa ha migliorato in brevissimo tempo la propria condizione di benessere!

«Ottimo Elsa! Stiamo procedendo alla grande! Dalla prossima seduta, da mercoledì, iniziamo ad utilizzare i primi sovraccarichi per intensificare le sedute...ma tranquilla, che alterneremo con sedute di "scarico" assoluto.» le dico al termine di una perfetta e fluida seduta di allenamento «Grazie per l'impegno che ci stai mettendo!»

«Grazie a te per la pazienza!» mi risponde lei mentre si alza e sistema i capelli.

«La pazienza è tua! Io cerco solo di farti procedere ad un passo consono e rispettoso dei tuoi tempi, e come dico sempre **"se io ho la pazienza di aspettare i progressi, devi averla anche tu!"** Ci vediamo mercoledì, belli carichi!»

«A mercoledì» mi saluta lei con aria ricompensata dei sacrifici fatti e che ogni volta sceglie di fare.

«Uomini, donne, atleti...io me ne vado, ci vediamo mercoledì!» esclamo ad alta voce come mio solito, uscendo dalla sala dirigendomi verso l'uscita.

«Amore sono in macchina e rientro a casa, ci aggiorniamo dopo» è il messaggio vocale che invio a mia moglie per farle capire i tempi di rientro, visto che una volta a casa riaccompagno Anita a casa sua per poi tornare all'ovile ed occuparmi personalmente della piccola Paolantonia.

«Eccoci qui! Mettiamo la felpina ed andiamo giù dal nonno» dico alla piccola mentre la preparo per lasciarla al volo da nonno Enzo.

«Enzo, buondì! Dieci minuti e sono qui!» dico al volo mentre passo Paolantonia a mio suocero.

«Buongiorno, tranquillo...noi siamo qui...è vero bambina!?» dice nonno Enzo sorridendo a Paola che scalcia felice di stare con lui...è il suo amichetto e l'aiuto costante che io mi ritrovo nei momenti di bisogno.

«Anita ci vediamo dopo per la lezione» dico alla babysitter lasciandola fuori casa. La conosco bene, è una mia cliente da oltre 10 anni e nonostante mille complicazioni non ha mai mollato. Anita è la prova vivente che **una buona motivazione porta a cambiamenti radicali sia di mentalità che fisicità, anche se la vita mette costantemente alla prova le nostre convinzioni e la forza della nostra motivazione.**

«Ok, a dopo» mi risponde lei salutandomi, mentre io mi rimetto sulla strada di casa.

«Tataàààààà! Andiamo amore mio, ora andiamo su, passiamo l'aspirapolvere che ci piace tanto e poi ti riposi un po'!» dico alla piccola mentre la riprendo dalle braccia del nonno.

«Grazie mille Enzo, ci vediamo dopo…Ciao nonnooooo!»

«A dopo….ciao Bambina!»

Fatto tutto! Ora che la piccola riposa mi posiziono sul tatami, ormai fisso nella stanza delle bimbe, e mi faccio le mie amate sequenze di allenamento, il mio mix tra allenamento funzionale, pilates e lavoro posturale di circa 20, al massimo 30 minuti.

Doccia al volo…la piccola si sveglia e dopo poco rientra mamma Simy.

Mi posiziono al pc, occhiata alle mail…controllo il sito e che tutto funzioni bene…*Ok Peppino, è ora di chiamare i ragazzi!* In quel preciso istante il promemoria del cellulare mi avvisa che è giunto il momento dell'allenamento di coppia di Martina e Giordano. Una splendida coppia di imprenditori molto affiatata sia sul lavoro che nella vita personale.

Giordano ormai si allena con me da circa tre anni ed abbiamo inziato dopo un grave ed improvviso lutto che gli ha provocato tante preoccupazioni e lo ha portato ad importanti riflessioni. Mentre Martina si è aggiunta un anno dopo, con obiettivi fisici ben chiari e precisi.

L'idea iniziale di Giordano era quella di dimagrire e ritornare in forma, ma tra le righe c'era una spinta motivazionale molto più potente ma allo stesso tempo delicata…la voglia di evadere! Evadere da una realtà quitidiana che riporta ogni secondo in vita un dolore enorme e per molti versi ingiustificabile, inspiegabile ed inaccettabile! Una spinta emotiva, una motivazione tanto forte quanto labile da dover gestire per riportarlo alla realtà, alla sua vita e a ciò che per lui è sempre stato fondamentale…una splendida famiglia, tre figli stupendi ed una moglie che lo ama in modo assoluto!

*Capisci i suoi momenti no, fai in modo che non molli...fai leva su quelle pillole per il cuore che ha iniziato a prendere troppo presto, e con la "scusa" del dimagrire, trasciniamolo fuori da tutto ciò! Infondo, come dici sempre...***allenare il corpo è questione di testa!** *Lavoriamo sulla testa per iniziare a gestire il corpo!* Questo è quello che spesso, molto spesso, mi sono ripetuto pensando a Giordano, analizzando i suoi progressi che non vanno semplicemente misurati con un metro ed un plicometro, ma devono sempre essere valutati in una prospettiva ampia e globale!

Siamo partiti dai fondamenti del movimento, perché non aveva mai, in 35 anni, fatto alcuna attività fisica ed inoltre dovevo combattere l'enorme sedentarietà dovuta al lavoro d'ufficio e alle tante ore passate al volante, sempre per impegni di lavoro.

A distanza di tre anni siamo riusciti ad abbattere quasi completamente le pillole per il cuore, abbiamo eliminato centrimetri di grasso, trasformato muscoli e forme fisiche...quindi posso dire che mi sento soddisfatto, molto soddisfatto! In realtà non tanto dei risultati estetici e misurabili, ma di tutto ciò che non si vede, del loro significato più profondo. Soddisfatto di tutte quelle nuove e salutari abitudini alimentari che ha acquisito...dell'essere stato, insieme ai nostri allenamenti, una costruttiva "distrazione" da ciò che poteva fargli male...questi sono i risultati che veramente mi rendono orgoglioso di un uomo come Giordano, un uomo che con impegno costante è riuscito a trasformare un momento molto delicato, in un trampolino di "slancio" per recuperare salute, benessere, ma soprattutto la forza mentale per superare un momento duro della propria vita!

«Ahhhh...puntualissimi! Ore 13.15 in punto! Buongiorno giovaniiiii!» dico all'avvio della videochiamata dal cellulare.

«Ciao Peppe, tutto bene?» mi risponde Martina.

«Si ragazzi, grazie mille! A voi?»

«Sempre di fretta e con mille incastri per allenarci!»

continua Martina con aria afflitta dagli impegni ma soddisfatta di riuscire ad organizzarsi, sempre e comunque.

«Ottimo! Siete l'esempio perfetto che volere è potere! Alla faccia di tutti quelli che dicono di non avere tempo per se stessi! Dai, utilizziamo bene il nostro tempo e non sprechiamolo, iniziamo subito!»

40 minuti dopo…«Gioioso ci hai distrutti!» dice Giordano con ferma convinzione.

«Dai ragazzi che oggi siete in gran forma! Ormai sapete che quando vi vedo così carichi ne approfitto, facciamo le formichine del benessere! Facciamo scorta per quando arriveranno giornate difficili!»

Da li, col caro Giordano, partono circa 5 minuti di battute e sfottò come nostro solito per poi salutarci.

Anche questa è fatta Peppino! Ora pranziamo al volo, recuperiamo Iris a scuola perché nonna Paola oggi non può, la riaccompagniamo a casa e poi si va al corso pomeridiano di Pilates Rebalance a Marano…vamonos!

Ore 15.20, prelevo Anita che da anni segue i miei allenamenti che l'hanno portata a dei cambiamenti fisici radicali e ad una consapevolezza di se stessa e del suo corpo totalmente diversa dal passato. Oggi è una donna di 53 anni che sa cosa vuole, sa di cosa non ha bisogno, sa ciò che le fa bene e sa che **lei è la prima persona che deve darsi le attenzioni giuste, prima di "cercarle" altrove.**

«Salve a tutti! Buon pomeriggio Federico!» esclamo entrando in palestra per salutare i presenti ed il proprietario, un ragazzo squisito, molto paziente e con una gran voglia di offrire ottimi servizi a tutti i frequentatori.

«Dai su su, tutte in sala signore belle!» così alle 15.50 "costringo" questo bel gruppo a prepararsi come di rito alla nostra lezione collettiva. Un gruppo che circa tre anni prima ha fatto la mia conoscenza per puro caso, scoprendo il mondo del Pilates *(quello serio!)* e mettendosi in gioco fino ad oggi con grandi miglioramenti in termini di respirazione, tecnica e controllo.

Come da manuale, ogni mio gruppo storico subisce cambiamenti ed evoluzioni nelle presenze, nella tipologia di allieve e nella scoperta di una motivazione costante, che le porta ogni volta ad essere presenti ed impegnarsi in qualcosa che ormai sanno bene essere un toccasana per il proprio corpo e la proria mente.

A volte rifletto sulla capacità del sano allenamento psicofisico di riuscire a cambiare la vita di una persona...secondo la mia esperienza, quando noi comuni mortali, riusciamo a superare cose che rappresentavano dei veri e propri limiti nella quotidianità, come abbassarsi a prendere il ciuccio del nipotino…rincorrere il cane…lavorare per 4 ore continue in piedi senza tornare "maciullati" a casa...stare seduti per ore in macchina a guidare senza grossi fastidi alla schiena…beh, credo che all'improvviso forse anche inconsciamente, riusciamo a renderci conto, ad essere consapevoli, che forse, forse, **tutti quei limiti** che avevamo, tutte quelle "pippe" che la nostra mente partoriva, non erano effettivamente reali, ma **erano una costruzione che avevamo creato per giustificare la nostra permanenza in una "zona di comfort" che ritenevamo giusta**, soprattutto per il contesto sociale in cui siamo e anche in relazione a quei maledetti anni anagrafici che ci portiamo spesso addosso come una zavorra!

Beh…vedere un comune mortale che riesce ad abbattere dei veri muri limitanti, riuscire a superare dei limiti preimposti da se stesso, da altri o dal contesto, dà anche a me un'enorme spinta motivazionale a continuare, dopo oltre 30 anni, la mia professione...riesco a capire e a rendermi conto, che non si tratta solo di semplici corpi che si muovono per ritrovare un po' di forma, ma di **menti e corpi che hanno bisogno e voglia di riappropriarsi della loro essenza, di ciò che sono** e di ciò che possono fare e dare! Ho imparato che tutti, ma proprio tutti, abbiamo bisogno di darci l'attenzione e l'importanza che troppo spesso cerchiamo al di fuori di noi stessi.

In effetti, Peppino caro, fai uno dei lavori più belli al mondo!

«Maestro...oggi che testa hai!? Ho ancora i dolori della scorsa lezione!» mi dice Milena con l'espressione franca ed affranta di chi vuole essere rassicurato sul da farsi.

«Signore sapete bene come funziona...se vogliamo stare comodi e rilassati...» e con le mani faccio cenno di partire a mo' di direttore d'orchestra.

«Restiamo a casa sul divano a goderci il sano ed autodistruttivo ozio!» rispondono quasi tutte in coro.

«Bravissime!» esclamo battendo le mani, e continuo «Quindi, bando alle ciance ed iniziamo con la nostra sequenza respiratoria, ricordate che tutto inizia qui! Adesso concentratevi sul ciclo respiratorio, sul ritmo della respirazione...sulla contrazione addominale...sull'attivazione della nostra amata PowerHouse...quindi usate questa prima fase per ricongiungervi, ricollegarvi al vostro corpo...riportate allo stesso ritmo mente e corpo...**è la respirazione che muove il corpo e vi da il ritmo motorio, non il contrario**...prego, deliziatemi!» e come sempre diamo inizio alla splendida "danza" del Pilates Rebalance.

Nel pieno della nostra lezione, Renèe, mamma e nonna di circa 58 anni, molto attiva ed abbastanza attenta alla forma fisica ma con la perenne attenzione a non risvegliare i dolori dovuti a mal di schiena e tunnel carpale, mi chiede...

«Peppe, eppure non capisco perché mentre mi alleno ed appena dopo la lezione, mi sento distrutta e piena di dolori ma poi il giorno dopo mi sento benissimo!?»

«Renèe, ormai sai bene che il nostro è un programma di allenamento mirato a guadagnare, anzi, a riavere dei miglioramenti in termini posturali, di percezione degli individuali dolori fisici e di qualità della vita, reali e percepibili nella vita di tutti i giorni! Sicuramente, e ricordatelo sempre tutte, **non sono io a fare "il miracolo" di farvi sentire bene grazie ad un'ora di lezione per tot volte a settimana, ma l'applicazione da parte vostra e spesso inconsapevole, di tutti quei sani principi motori su cui lavoriamo insieme nelle restanti ore e giorni in cui non ci vediamo e non vi allenate!** Il miracolo lo fa il vostro cervello che percepisce l'utilità di ciò che facciamo, ne acquisisce gli schemi motori e ve li fa utilizzare in automatico durante le vostre faccende quotidiane. Quindi è normale che durante e subito dopo aver "smosso" tutti i tuoi meccanismi, equilibri posturali e muscolari, tu risenta del lavoro svolto...il resto del lavoro lo completa il cervello con la sua rielaborazione ed il corpo con i suoi meccanismi di "assorbimento" e recupero del lavoro fatto insieme.»

Mamma che palle Peppe! Quante chiacchiere per rispondere ad una domanda! Cerco di rispondere sempre a tutte le domande in modo chiaro ed esaustivo, senza troppi paroloni o fare il sapientone di turno, perché ho a cuore che ogni mio allievo sia consapevole del lavoro che svolge e dell'importanza anche della cosa più semplice che facciamo insieme...infatti credo fermamente che capire ciò che si va a fare col corpo, permetta alla mente di aumentare la consapevolezza di se stessi e dei propri reali limiti, favorendo con la conoscenza l'acquisizione di una motivazione costruttiva e costantemente puntata nella giusta direzione personale.

«Ottimo signore belle! Brave! Oggi mi siete piaciute e ricordate che ogni cosa può sempre migliorare nel tempo, ma per ora possiamo rallegrarci dei nostri traguardi e risultati...alla prossima!» Usciamo dalla sala...riaccompagno Anita e rientro a casa dopo aver fatto sosta al supermercato di fiducia per alcune compere.

«Ciao braciola splendida di babbooooo...tutto bene?!»

esordisco varcando la soglia di casa trovandomi il mio "trio delle meraviglie" di fronte e rivolgendomi alla piccola Paola.

«Tutto bene! Anche se Chucky è come sempre "vulcanica"!» mi dice Simona con l'espressione della mamma paziente.

Ah! Chucky è la piccola Paolantonia! La chiamiamo così in onore della "bambola assassina", proprio perché ha un visino angelico e sa essere tanto coccolona ma quando le impazzisce il neurone, va all'impazzata con tanto di fiatone...la adoro alla follia!

«Chucky ora babbo fa una doccia ed arriva» e mentre vado in bagno la mia regina di cuori, Iris, mi salta addosso come una scimmietta per darmi un bel bacio.

Mentre sono in bagno squilla il telefono...leggo il nome, Lena...*Lena?! La bresciana che qualche giorno fa si è iscritta al percorso per diventare Personal Trainer...vediamo cosa è successo!* Mi ricorda al volo il mio "amico interiore".

«Pronto...Ciao Lena...dimmi tutto!»

«Ehm...ciao Beppe...» mi risponde lei...*che poi, non ho mai capito perché tutti gli amici, allievi e colleghi da Roma in su mi chiamano Beppe e non Peppe...ma va bene così!*

«Io penso di non riuscire...» continua Lena per poi fermarsi in una lunga pausa.

«Non pensi di riuscire a fare cosa!?...Scusa Lena, ma non capisco, e se non capisco non posso consigliarti ed esserti d'aiuto.»

«Non credo di riuscire a fare il corso!» mi dice lei velocemente, quasi come se avesse paura che ad una velocità inferiore non sarebbe riuscita a dirlo.

«Azz! E perché?! È successo qualcosa durante il week end dopo il tuo primo accesso all'area riservata del corso?»

«No! Non è successo nulla...è solo che non pensavo fosse un programma così ampio...non credo di riuscire ad imparare tutti quei termini di anatomia...la biomeccanica...è veramente troppo!» confessa con tono sconfortato.

«Aaaahhhh...Ok ok, tranquilla! Sei una persona normale e tutte le tue preoccupazioni sono le stesse che hanno affrontato tutti quelli che, prima di te, hanno fatto il tuo stesso percorso!»

«E come hanno fatto gli altri!?» mi chiede incuriosita.

«Mi hanno fatto le tue stesse obiezioni e poi dopo aver parlato con me hanno riflettuto bene sul da farsi...» e la lascio in pausa con un silenzio tombale che ha come unico obiettivo quello di far crescere la voglia di scoprire il "segreto" degli altri.

«E cosa hai detto!?» mi chiede con grande curiosità! *Il silenzio ben gestito funziona sempre alla grande!*

«Scusa ma credo sia più costruttivo concentrarci su di te!...Tu sei la stessa Lena che mi ha detto che il suo più grande sogno è diventare un PT!?...» incalzo con tono e velocità «...di voler lavorare liberamente e senza sottostare più passivamente alle regole che ti venivano dettate dai vari datori di lavoro!? Sei quella che voleva sentirsi indipendente, libera e capace di provvedere alle esigenze di suo figlio!? Sei la donna che mi ha detto di sentirsi pronta di prendere in mano la propria vita!?»

«Si...» mi risponde con un filo di voce e timidamente.

«Non ho capito scusa...Alza la voce per favore.» le dico di getto e con tono infastidito.

«Si certo! Sono io!» ribadisce lei con maggiore sicurezza.

«Ok! E cosa ha trasformato quella donna cazzuta in una pecorella smarrita?! Non dirmi un programma da studiare?! Un po' di studio...fatto anche comodamente a casa...fattibile quando vuoi e quando sei comoda...è questo che ti fa mollare?! Oppure sono stato poco chiaro io quando ti ho spiegato il percorso...il fatto che non è il solito corsetto da due soldi che chiudi in un week end con le nozioni che trovi grazie a google...sono stato bugiardo, forse, quando ti ho detto che sarebbe stato semplice, ma non facile!?...oppure sono stato infelice nello spiegarti che l'ostacolo per tutti più ostico è proprio tutta la parte legata alle nozioni scientifiche su cui si basa il nostro lavoro!?...Dimmi tu...quando ho mancato in chiarezza e sincerità!?»

«Ma noooo! Non dico questo! È solo che non immaginavo fosse così!» mi risponde cercando di dare un senso a ciò che cerca di sostenere.

«Ma vuoi ancora realizzare i tuoi sogni oppure no!? Pensavi che tutto fosse un regalo alla tua simpatia!? Vuoi ancora scommettere su ciò che desideri e vuoi realizzare o no!?»

«Certo!»

«E allora cosa ti sta bloccando!? Forse ti sei sentita sola e abbandonata ad affrontare tutto questo mondo nuovo?!» le dico con tono pacato e freterno.

«Si!» mi dice dopo qualche attimo di silenzio.

«Ed è stata colpa mia!? Non ti ho risposto!? Volevi parlare con me ed io mi sono negato!?»

«No no Beppe, non ho detto questo...solo non volevo disturbarti nel week end...» mi dice con voce bassa.

«Ok! Ma ora?! Stai parlando da sola? Con chi ti stai sfogando e confrontando?» le chiedo con ovvietà.

«Con te...»

«E ti va bene? Ti fa bene parlare con me?»

«Si...ora ho solo voglia di vincere questa battaglia!»

«E allora la prossima volta non far trascorrere giorni inutilmente, giorni in cui le tue pippe mentali trovano man forte nell'incertezza ma contattami subito! Io mantengo le promesse! Ti ho promesso che non saresti mai stata sola?!»

«Si!»

«E pensi che mantengo le promesse?»

«Ora ne sono certa!» dice con tono fermo, carico e convinto.

«E allora mettiamoci sotto e mantieni la promessa che mi hai fatto l'altra volta....voglio che tu sia un esempio da seguire per tutte le donne che vogliono realizzarsi, contro ogni pronostico di chi si ostina ad ostacolarle! Ok? Manterrai la promessa?»

«Si!...Ehhh….grazie mille! Grazie per la pazienza ed il tempo che mi hai dedicato…» mi risponde facendo percepire un po' di emozione.

«Lena, ora basta chiacchierare! E non devi ringraziarmi! Voglio solo che tu sia concentrata sull'obiettivo...e ti ricordo che **il tuo obiettivo non è diventare un semplice Personal Trainer, ma diventare una donna indipendente ed autosufficiente per poter provvedere al benessere della sua famiglia...questo è il tuo vero obiettivo!** Quindi non farti demoralizzare da ciò che si pone tra te e l'obiettivo! Il corso che hai deciso di seguire è solo un mezzo per raggiungere il tuo obiettivo! Un mezzo che con impegno e perseveranza farai tuo ed imparerai ad utilizzare egregiamente!»

«Ok ok! Ma te lo dico col cuore...grazie mille!...e la prossima chiamata che ti farò, sarà per chiederti chiarimenti tecnici e non per cose simili.» mi dice con un tono molto sereno e rilassato.

«Affare fatto! Allora ricorda che sono qui per qualsiasi cosa...a tua completa disposizione...a presto! Un bacione e buono studio.»

«Ciao Beppe e...grazie ancora!»
Stacco la chiamata con un accenno di sorriso...vorrei tanto che ogni mio studente potesse capire fin dal principio cosa è veramente importante, indipendentemente dal percorso di studio che stanno seguendo...vorrei che ognuno potesse evitarsi gli errori che molti compiono all'inizio della carriera...vorrei solo che applicassero i miei consigli e capissero che vengono da esperienza diretta sul campo e da una dura gavetta affrontata a tempo debito con sudore e cuore.

Peppino a proposito, domani abbiamo un po' di chiamate da fare con alcuni studenti...i miei amati promemoria sotto la doccia.

«Finalmente...venite qui...dove siete mostriciattoli?!» dico cercando le bimbe con la voglia di giocare con loro...di guardarle, osservarle ed imparare a capirle mentre giocano nella loro stanza.

Un po' di relax, cena, un filmettino e poi vado a nanna...*anche oggi abbiamo affrontato la giornata al meglio*...ed **è sempre meglio lavorare sulla pazienza e la capacità di comprendere chi ci sta di fronte, piuttosto che pretendere comprensione per noi stessi**...*dai Peppino, ora riposa che il nuovo giorno inizierà presto!*

"IL SENSO DELLA TUA MISSIONE"

«Papi...quando divento grande sai che lavoro vorrei fare?» mi dice Iris mentre ci dirigiamo a scuola.

«Cosa Amore mio?» le chiedo interessatissimo! Amo chiacchierare con lei, saper ciò che pensa, conoscere i suoi sogni.

«Il tuo lavoro e...la dottoressa…»

«Wow Amore mio! Avrai una vita professionale molto piena ed intensa allora!...Perchè queste scelte?»

«Il tuo lavoro mi piace perché insegni agli altri un sacco di esercizi e li aiuti a stere bene...la dottoressa perché voglio curare i bambini!» mi risponde con aria seria e fiera.

«Ottimo tesoro mio! Mi piace quando hai le idee chiare! Ma sappi che per fare entrambe le cose devi studiare un bel po', lo sapevi?»

«Eh si! Anche tu studi sempre cose nuove...lo farò anche io ed imparerò tutto!» e sorride facendomi l'occhiolino.

«Bravissima! Ma credi che per fare bene un lavoro basta sapere tutto?»

«Si! Anche a scuola quando rispondo bene, la maestra mi

da ottimi voti e mi dice che sono brava…» mi dice restando in attesa di capire il senso di ciò che volessi dirle.

«E va bene Amore mio, ma devi sapere che per fare un lavoro, anzi per scegliere il lavoro che magari farai per tutta la vita, non basta rendersi conto che serve sapere tutto in quelle materie e discipline, devi anche essere capace di metterci cuore e passione ogni giorno! **Devi amare quello che fai, così sarai contenta di farlo ogni giorno della tua vita!**»

A queste parole, Iris mi guarda con la sua classica espressione di "elaborazione dati", fino a quando mi sorride e mi dice «Giusto! Hai proprio ragione! E poi così non mi annoierò mai, vero?»

«Esatto Amica mia!...Vabbè ma tu lo sai che ti amo follemente!?»

«Siiiiiiii!» e mentre mi da un bel bacio, arriviamo a scuola.

«Ciao Monia, ho appena lasciato Iris a scuola...credo che tra 30 minuti sono da te...a tra poco.» avviso Monia della nostra seduta di recupero visto che ieri non era disponibile.

Monia è una sociologa ed è dirigente di un centro di supporto alle famiglie in una zona "complessa" della provincia di Napoli, e per il suo lavoro, per i relativi impegni improvvisi, abbiamo deciso di avere una gestione molto flessibile dei nostri incontri in modo da evitare che salti le sedute. Abbiamo ricominciato dopo un paio di anni di fermo per il ripresentarsi della sua lombosciatalgia che l'ha portata a fare delle terapie mirate da un caro amico fisioterapista, che alla fine del ciclo previsto le ha detto di riprendere subito a muoversi, a farlo come si deve e...a farlo con me.

Nel mio lavoro tante persone commettono l'errore di fermarsi quando iniziano a star bene, e in tutti questi anni di esperienza, con persone di ogni genere e tipo, posso dire con certezza che **tutto dipende dal perché iniziano un**

percorso di recupero del benessere!

Se iniziamo un viaggio per arrivare semplicemente alla meta, allora non ci interessano le emozioni e le evoluzioni del viaggio stesso, ci interessa solo che sia rapido e senza problemi! Quando invece, il viaggio è qualcosa che voglio capire bene, che può aiutarmi a scoprire meglio anche la meta, che può regalarmi attimi di riflessione su ciò che farò una volta a destinazione...allora il viaggio acquisisce una grande importanza e continuerà anche una volta che sono giunto alla meta...meta che diventerà semplicemente un momento di sosta lungo un viaggio, un percorso, che voglio continuare per capire fin dove posso spingermi.

«Buongiornoooo...Monia come va oggi?» chiedo varcando la soglia di casa dove trovo puntuale Totò, il maltesino allegro ed affettuso che mi accoglie sempre con gioia.

«Ciao Peppe, va meglio rispetto ai primi giorni di allenamento! Mi sento più sbloccata, più libera nei movimenti ed è come se mi sentissi più sicura nel mettere in moto la schiena.» mi risponde soddisfatta e fiduciosa.

«Grande! Stiamo procedendo alla grande! Come già detto, purtroppo hai fatto la cazzata di fermarti quando iniziasti a sentirti bene, ma questa è un'altra storia e la conosciamo già, quello che mi interessa è che hai imparato da quell'errore! Sei molto più concentrata, impari molto più velocemente, riesci a ritagliarti il tempo di seguire il nostro programma anche online quando non ci vediamo qui in presenza...diciamo che a questo giro di giostra, sento di avere tutta la tua attenzione, abbiamo tutto ciò che serve per "aiutarmi" a portare a termine il mio compito, cioè **aiutarti e guidarti a superare i tuoi bugs, i tuoi "errori di programmazione posturale"**! Quindi andiamo avanti così e non perdiamo di vista il nostro obiettivo, **"star bene e godersi la vita di tutti i giorni senza**

dolori!"»

Monia mi guarda con un espressione leggermente affranta e allora le chiedo «Qualcosa non va?! Ho detto solo minchiate!?»

«No no! Condivido tutto...e solo che...oggi ho solo trenta minuti a disposizione e mi dispiace non poter dare il massimo...»

«Il massimo!? Ma guarda che già stai dando tutto a te stessa! **Ti stai dando importanza, attenzione e coccole!** Quindi stai tranquilla, concentrati ed iniziamo subito con la nostra sequenza respiratoria...tu pensa a respirare, al ritmo del respiro e ad impostare tutte le "direzioni volontarie" che ti ho insegnato, al resto ci penso io!» così Monia si rilassa, rilassa le spalle, inizia a respirare e parte con la nostra intensa seduta di allenamento.

In un momento di pausa mi guarda e...«Sai che anche durante la giornata, nei momenti in cui sento il peso del lavoro, mi capita di respirare come mi hai insegnato ed effettivamente avevi ragione, mi rilassa la mente, mi aiuta a tenere rilassate le spalle, il collo, la postura in generale diventa meno rigida...a volte lo faccio anche in macchina nel traffico, così evito di uccidere qualcuno!» mi dice mentre ricomincia a seguire le indicazioni sui movimenti e le posture da tenere.

«Ahahahah...mitica! Mi fa piacere! Vedi!...è proprio quello che ti dicevo, stai dando il giusto valore a ciò che fai, dai importanza ai dettagli ed applichi in vari momenti della tua giornata ciò ce facciamo nel poco tempo trascorso insieme! Sai cosa stai facendo vero?»

«Mi sto allenando bene...» risponde soddisfatta.

«No! **Stai allenando la mente e guarendo il corpo!** Alleni la mente a mantenere viva l'attenzione su ciò che ti fa bene, così la mente è più lucida e reattiva a ciò che fa il corpo, correggendone gli errori...stai praticamente aiutando il tuo organismo a star bene ed essere più attivo...Brava!»

«Seeee...vabbè! Vuoi vedere che faccio tutto io ora!? Tu non hai meriti vero!?» mi chiede con un sorriso che da un senso di superficialità alle mie parole.

«Il mio ruolo è troppo spesso sopravvalutato! Io sono una guida che deve tornare utile, devo saper diventare il tuo "grillo parlante"! Devo diventare bravo a capire come entrarti nella testa per metterci dentro dei nuovi meccanismi salutari che possano sostituire tutti quelli malsani che hai accumulato fino a questo momento! Come dico sempre a tutti, **"non sono due esercizi che cambiano la mente e il corpo, ma la volontà e la perseveranza di applicare un metodo valido in momenti che esulano da quelli di allenamento, solo così facciamo miracoli, insieme!"**» lei mi guarda ma in realtà ripensa a ciò che ho detto e riflette...allora la riporto nel suo salone… «Vabbè, dopo tanta profondità, dopo questa perla di estrema saggezza...me ne vado!» e sorrido mentre raccolgo le mie cose dal tavolo nel solone.

Lei ride di gusto e mi saluta «Ci vediamo domani come da solito programma, ok?»

«Va benissimo! Seduta già inserita in agenda! A domani e non stressarti!...Ciao Totò!»

«Ciao Peppe, a domani...grazie!»

Esco dal cancello e mi dirigo verso l'auto...Amo il mio lavoro, soprattutto per questi piacevoli scambi di opinioni...*Bravo Peppino! Negli anni sei riuscito a creare un insieme di allievi che ti stimola ed arricchisce sia il bagaglio professionale che personale! Infondo il tuo lavoro si fonda sull'interazione sociale, sul capire le esigenze del prossimo, sulla capacità di mettersi nei panni degli altri, della loro realtà...per capire in che lingua e in che modo è meglio comunicare per trasmettere tutto ciò che occorre affinchè cambino la loro vita in meglio*...e mentre mi perdo nei miei classici dialoghi interiori, una voce nella mia testa (*e penso che a volte siamo effettivamente in troppi!*) mi dice che devo chiamare Tina, una mia allieva non vedente con cui lavoro da anni e con enormi soddisfazioni.

«Tina cara, buondì! Quindici minuti e sono da te!»

«Ciao Peppe, va benissimo...a tra poco!»

Salgo le scale fino al primo piano dell'edificio di Tina in un parco bellissimo sul mare...apro la porta lasciata socchiusa e...«Ciao Cleo! Buongiorno!» saluto così la gatta nera con occhi di un verde brillante e luminoso che mi guarda da una poltrona all'ingresso...è stupenda!

«Tina bella, buongiorno! Come va oggi?»

«Ciao Peppe, bene bene...anche se nel week end ho avuto qui la mia nipotina e quindi ora la schiena chiede aiuto!» mi dice con aria affranta.

«Vabbè dai, è il prezzo da pagare per sentire il calore di quell'amore! Vedrai che se continuiamo così potrai godertela sempre di più e con la massima serenità!»

«Infatti già ora non mi affatica più come un tempo stare con lei...e poi, faccio tutto con metodo e senza pensarci troppo!»

«Ottimo! È quello per cui lavoriamo da anni! Ricorda sempre che il **Metodo non è nell'esercizio da eseguire ma nel come lo eseguiamo!**»

«Oggi veramente capisco le tue parole! Me le hai sempre ripetute, ma ora inizio a capirne il senso reale! Forse sarò lenta io, saranno i 50 anni, ma ora vedo tutto chiaro!» e li mi sorride, come fa sempre quando con estrema intelligenza e pazienza scherza sulla sua vista e la sua condizione.

«Mi fai morire!...Iniziamo con la respirazione! Concentrati e rilassati, ascolta e segui ogni parte del corpo» e lei inizia come da copione.

«Ma che poi...scherzano tutti come te sulla vista?» le chiedo ripensando alla sua freddura.

«Noooo!» mi risponde di getto lei mentre è in fase di recupero «assolutamente! Ma tu pensa che quando racconto dei nostri allenamenti, a molti "colleghi" della nostra associazione sembra tutto molto complicato!»

«E perché?» chiedo incuriosito.

«Peppe...io non do nemmeno torto a loro che pensano di avere "un problema insormontabile", ma in effetti per noi conta molto con chi ti vai a relazionare, mica pensi che tutti gli istruttori, insegnanti e comunque persone che ci circondano, sono come te?!»

«Vabbè dai, infondo faccio solo il mio lavoro con passione e dedizione...nulla più...nulla meno!»

«Dal tuo punto di vista si, ma ti posso assicurare che almeno per me, hai la capacità di farmi vedere e vivere il mio corpo in ogni dettaglio, solo grazie all'accuratezza delle tue spiegazioni...è come se ti mettessi nei miei panni comprendendo ciò che vivo e sento!»

«Vabbè, mo ti meriti un bacio!...ma purtroppo non abbiamo tempo di smancerie ed effusioni...è tempo di squat e affondi in progressione nel corridoio, forza!» incalzo io nel tentativo di distrarmi dalle splendide parole che mi ha rivolto.

«Vedi! A te non te ne frega proprio che io non ci vedo! Mi metti nel corridoio a fare affondi avanti e indietro! Altri professionisti...» e me lo dice facendo il gesto delle virgolette con le dita «...non mi hanno mai trattata così!...sembrava quasi che per loro fossi una bambola di porcellana, delicata e fragile...tu sei un mostro!» e ride di gusto.

«Eh che vuoi farci!? Ti so' capitato io!...Ora che è chiara la mia natura, non dimenticare mai che ogni cosa che facciamo è per il tuo bene...devi essere cosciente che al tuo corpo non manca nulla, che hai il diritto di muoverti al massimo delle tue capacità e di preservare, anzi aumentare, ogni capacità del tuo corpo specie ora che siamo tornati in piena forma!...let's go!» e riprende con la routine di squat e affondi in progressione.

Osservo Tina mentre esegue le nostre posture, mentre da vita ad ogni esercizio con estrema meticolosità e precisione... nessuno capirebbe mai che "non sta usando gli occhi"! *Vedi Peppino caro, ognuno ha i clienti che si merita! Tu hai meritato una cliente che ti riesce a confermare, senza saperlo, che ciò che promuovi, il Metodo che usi ed insegni, è valido e può realmente servire a tutti nella loro ricerca di un benessere equilibrato e quotidiano.*

«Tina sei bellissima! Hai un controllo motorio eccezionale e profondo! E ti ringrazio per tutte le conferme tecniche che mi regali!» le dico di cuore mentre la osservo eseguire l'ultima routine.

«Ma grazie a te! Hai una pazienza con me eccezionale!»

«Vabbè dai, ora scappo che mi aspettano un po' di chiamate di lavoro...ho già segnato il nostro prossimo appuntamento...un bacione!»

«Ok! Alla prossima...buona giornata Peppe!»

Mentre scendo le scale, calzo il mio immancabile auricolare e salgo in macchina. Visto che sono un sostenitore della sicurezza e della tecnologia che può aiutarci in materia, uso il caro assistente google in macchina per chiamare senza usare le mani mentre sono alla guida...*Bravo Peppino! Se tutti lo facessero credo che potremmo evitare tante tragedie per distrazione!* In effetti in quest'era altamente influenzata e dipendente dai cellulari, dovremmo imparare tutti ad usare meglio questi splendidi aggeggini che abbiamo perennemente tra le mani...*C'è gente che fa debiti per comprare l'ultimo modello in voga del momento, e non ne conosce nemmeno tutte le funzioni e capacità!*

«Ehi google...chiama Leo PT System» fa partire la chiamata ed attendo.

«Peppeeeee, buongiorno! Grazie per la chiamata» esordisce Leo, 35 anni, siciliano...per anni è stato fuori casa, in Francia, pur avendo ad attenderlo due splendidi figli, ma per la famiglia si fanno sacrifici enormi...quando ci sentimmo circa 4 mesi fa per capire se il mio corso di formazione per diventare personal trainer facesse al caso suo, mi disse…

«Peppe, voglio essere sincero, è tutto molto interessante ma io ho bisogno di cambiare vita, di ritornare a casa e di poter tornare già con un progetto concreto da realizzare! Quello che mi interessa sul serio è capire se con il tuo corso, col diploma che mi rilasci, io potrò aprire un centro ed iniziare una nuova avventura nel rispetto delle regole!?» fu molto deciso, netto, concreto e si perpeciva tutta la voglia di ritornare con prospettive serie e vincenti.

«Ah! Che bella la franchezza! Io amo essere sincero e rispetto al massimo chi lo è con me! Ti assicuro che potrai realizzare questo desiderio e ti aiuterò in tutto e per tutto per farlo! Non ti lascerò mai solo! Anche quando avremo finito la formazione e dovrai iniziare a realizzare il centro, sarò sempre a tua disposizione, perché se avessi potuto avere un "Peppe Gioioso" a mia disposizione quando ho iniziato, credo che mi sarei evitato una serie di errori commessi per inesperienza! Quindi si! Puoi realizzare ciò che vuoi! Logicamente ricorda che sarà tutto semplice, ma non vuol dire che sia facile! Ti chiederò impegno, perseveranza e dedizione, perché da ora il tuo obiettivo è diventato il mio...e io, se voglio una cosa, lotto per averla! Quindi per me, prima iniziamo il percorso di studio e prima potremo dedicarci al tuo centro, al tuo futuro!»

Leo restò diversi secondi in silenzio, quel silenzio che fa sprofondare in un flusso di pensieri fulminei che sembra quasi di essere travolti da un'onda gigante che ci intrappola nel suo rullo! Poi riprese la parola «...Mi sembra di conoscerti da una vita! Hai colto il senso di ciò che voglio e...sento di potermi fidare, anche se non ti ho mai visto, siamo lontani ed il percorso sembra impegnativo...»

«Leo ho anche io dei figli, figlie, e so cosa vuol dire starle lontano...posso solo immaginare cosa significa per te essere in un altro paese da anni! Per tutti questi motivi ti darò tutto il mio supporto, ma devi darmene l'opportunità! Per realizzare ciò che vuoi non ti serve un semplice pezzo di carta che si può ottenere anche in un week end spendendo un quarto del valore del mio percorso, ma per essere competitivo, duraturo, per non aprire e richiudere dopo qualche mese come tanti fanno, hai bisogno di competenze tecniche reali e di strategie concrete per inserirti bene fin da subito, evitando i classici errori che si commettono all'inizio della carriera da Personal Trainer!»

«Perfetto Peppe! Facciamo l'iscrizione ed iniziamo...Ma ti avviso, che ti contatterò per ogni dubbio!» disse con prontezza e decisione.

«Leo, io pretendo che tu lo faccia! Scoprirai che mantengo le promesse!»

Così, si iscrisse al percorso di studio, ci siamo sentiti tanto, ha superato brillantemente l'esame finale e ha ricevuto il diploma nazionale col tesserino tecnico, ritornò in Italia dai suoi cari con un progetto serio e concreto ed ora ci sentiamo regolarmente per i dettagli relativi all'apertura del suo centro Cross Fit.

Una storia di successo?! No! Una storia come tante! La storia di ognuno di noi che nel tempo ha maturato desideri forti e profondi che si scontrano, e troppo spesso si infrangono come onde sugli scogli, con esigenze reali che ci portano ad essere piantati e fermi con i piedi per terra! Ma può capitare, per una serie di coincidenze e "strane circostanze" di imbattersi in qualcuno come me, che senza interessi particolari si pone come ponte tra i desideri e la realtà in cui realizzarli! Ecco perchè scelgo sempre di avere un numero limitato di studenti nei miei percorsi...voglio seguirli, conoscerli uno ad uno e personalmente...So quanto può essere "spaventoso" lanciarsi in qualcosa di nuovo, che non si conosce!...Al tempo stesso so bene quanto possa essere importante iniziare un percorso professionale avendo accanto qualcuno che ha voglia di insegnarci soprattutto a "non farci male", evitando di finire nei tortuosi meccanismi del prova e riprova, del rimorso e del rimpianto!

La vita è una scelta costante, un semplice gioco, a volte difficile da capire, in cui possiamo solo giocare ed imparare a farlo sempre meglio...ed in un vortice di scelte infinite, io ho scelto di non vendere solo corsi, percorsi o programmi di benessere, ma di fungere da guida presente e costante fino a quando il "protagonista del proprio viaggio" mi consentirà di farlo!

Una filosofia di vita personale e professionale che racchiudo come dico sempre a tutti, studenti, allievi, colleghi, nel semplice concetto che **"tutto parte dalla testa, passa per il cuore, attiva il corpo e genera azione!"** Per me è un vero principio non solo di "movimento meccanico" ma di vita! Ed è bello vedere che per allievi e studenti è possibile cambiare visione e prospettiva su se stessi, su ciò che si è in grado di fare...su ciò che ci circonda, sulle relazioni tra noi e il nostro ambiente attraverso una maggiore, lucida e crescente consapevolezza dei nostri limiti psicofisici e di cosa ognuno di noi, con il proprio corpo e la propria mente, è effettivamente capace di fare e sopportare!

Sono convinto che quando si arriva al punto di riuscire ad avere il controllo del proprio corpo, ognuno di noi diventa consapevole che da quel momento possiamo riappropriarci anche delle nostre vite, delle nostre esistenze!

"Infondo se sono riuscito ad afforntare e superare quell'esercizio assurdo, che per me prima era impensabile, sicuramente non sarà Pinco Pallino a dirmi cosa posso o non posso fare nella mia vita...Sicuramente non lascerò decidere a quel dolore bastardo che puntualmente arriva nella mia vita, se posso o non posso portare avanti la mia passione per il ballo, giocare con le mie figlie, col cane..."

Questa è la mia droga assoluta! È puro godimento! Da un senso a tutto quello che faccio, che spiego, che insegno, che cerco di trasmettere ore ed ore, per giorni interi, da oltre trent'anni di attività!

Basta divagare! Sei sempre al telefono con Leo! Mi ricorda la vocina...e continuo a parlare con Leo...«Ma di che!...Dimmi tutto Leo carissimo! E scusa per l'altro giorno, ma ero impegnato in una lezione e non potevo darti la massima attenzione» dico rispondendo all'esordio telefonico di Leo sempre pimpante e carico.

«Volevo aggiornarti sulla situazione! Abbiamo finito con la bozza dello statuto, partendo da quello che mi avevi mandato tu e ora sto valutando l'ente a cui affiliarmi con l'associazione che gestirà il centro, e sono un po' indeciso perché il tuo ente qui da noi mi è sembrato un po' superficiale quando ho chiesto informazioni...»

Colgo un tono quasi timoroso e quindi lo interrompo «Leo, scusa se ti interrompo, ma devi essere tranquillo nel fare le tue scelte! Innanzittutto sei partito bene nel valutare il livello di supporto che ti offrono gli enti, perché ti posso assicurare che è ciò che fa la differenza negli anni ed è la base per una collaborazione duratura...io collaboro da sempre con lo stesso ente, perché qui da me offre un supporto eccezionale e quando abbiamo avuto qualche problema è stato sempre affrontato con la massima tempestività ed efficienza...quindi se da te non riscontri le stesse cose, scegli ciò che ti da maggiore sicurezza!»

«Infatti! Ho conosciuto un tizio di un altro ente e si è messo a completa disposizione anche per assistermi con tutta la prassi burocratica, e penso di affidarmi a loro...» mi dice subito con tono quasi rassicurato dalle mie parole.

«Ottimo! Sono contento! Un altro passo avanti verso la realizzazione del progetto! Ricorda solo di controllare tutti i dettagli che ti ho spiegato nei giorni scorsi...tutto ciò che deve essere presente obbligatoriamente nell'atto costitutivo e nello statuto dell'a.s.d. che state creando, ok!?»

«Si si! Quello sicuramente! Te lo volevo dire perché non vorrei che questa scelta potesse pregiudicare il nostro rapporto!»

«Ahahahah...Leo il nostro rapporto lo abbiamo creato noi, con la nostra reciproca fiducia e le nostre azioni...gli enti non c'entrano nulla! Quindi tranquillo! E poi ricorda sempre i miei consigli...**ogni cosa devi sempre contestualizzarla nella tua realtà, perché ciò che è valido per me non è detto che lo sia per te!**»

Dopo qualche secondo di silenzio mi dice «Vedi! Lo dico sempre a mia moglie, quando mi sento confuso o preso troppo da mille pensieri, parlo con te e mi sembra che quella "nebbia da confusione" sparisca di colpo...grazie mille Peppe...sei sempre super gentile e disponibile.»

«Hai visto! Ora puoi dirlo che Peppe Gioioso mantiene le promesse!»

«Ah! A proposito, sto preparando una videorecensione per

il percorso di studio...e sicuramente dirò anche questo!»

«Ottimo! Così la inserisco nel mio web office sul sito ufficiale dell'accademia...Thanks!»

«Grazie a te!» mi risponde lui.

«Allora ci sentiamo per i prossimi aggiornamenti, e per qualsiasi dubbio, contattami! Un bacione!»

«Ciao Peppe, alla prossima.»

Quanto è bello aiutare chi ha un desiderio vero, reale, forte, a realizzarlo!? Queste sono le chiacchierate che mi rincuorano su ciò che faccio, come lo faccio e con quanta dedizione... *Ripensa a Simona quando dice "Peppe secondo me, a volte, sei troppo disponibile!"*...le dico sempre che lo so, ma so pure che è la mia natura e non posso farci nulla! Per fortuna negli anni ho imparato a riconoscere chi vuole semplicemente approfittare dell'altrui "savoir faire"!

Eh si Peppino, ne hai conosciuti di uomini e donne che parlano, parlano, parlano, ma di fatti...manco l'ombra! Poi tu fai fatti e loro vogliono accodarsi per una fettina della torta o, peggio ancora, giudicare sulla base di chissà cosa!? No no! Non è più possibile! Le argomentazioni non reggono! Verissimo! Oggi preferisco un sano e spontaneo "grazie" dai miei studenti e dai miei allievi, piuttosto che attendermi altri generi di apprezzamenti da persone che sono incapaci e dedite all'apparire ciò che in realtà non sono!

Vabbè Peppì, ora chiamiamo Ela di Caserta! Per fortuna che c'è lei! La mia vocina interiore, molto spesso estremamente partenopea, che mi ricorda il da farsi interrompendo pensieri e riflessioni ormai inutili, che possono solo rubarmi tempo ed assorbire energie utili ad altro!

«Ehi google...» ma vengo interrotto da una chiamata in entrata...

«Pronto...con chi parlo?»

«Ciao Peppe, sono Sergio» un cliente, ormai un vecchio amico, che mi chiama spesso per aggiormarmi sul mantenimento dei nostri risultati raggiunti un po' di anni prima. Sergio è un bravissimo agente di commercio, passato da 135 chili a 75 in tre anni grazie a grande volontà e perseveranza! Infatti attraverso una dieta ferrea ma non "troppo invasiva" per la vita di un comune mortale, risultato dell'ottimo lavoro di una bravissima nutrizionista, e aggiungendo il mio supporto per la creazione di programmi personalizzati ad-hoc per il caso, Sergio è riuscito ad imparare ad avere una costante attenzione alla sua salute ed al suo reale benessere! **Un traguardo che all'inizio, per lui, era impensabile e lontano anni luce!**

E poi ancora oggi ci sono quelli e quelle che mi contattano per il miracolo del mese, per perdere peso senza sforzo e velocemente, magari come ha fatto e racconta, l'ultima influencer nata sui social! *Che palle! Abbiamo fatto bene ad eliminare tutti i lavori estetici tra i nostri clienti! Culo, cosce, bicipiti, tricipiti...più sodi, più gonfi, più su, più giù...ma per piacere! E poi non vogliono faticare! Non vogliono cambiare le proprie abitudini, soprattutto alimentari! Però chiedono il miracolo di recuperare 20, 30, 50, e anche 60 anni di scempio fisico ed abitudini di merda! E se non ci riescono, perché non sono capaci a cambiare nulla, non sono capaci nemmeno ad organizzarsi costantemente per allenarsi...allora la colpa è nostra! Ma andate a cagare voi e la vostra inutile "superficialità estetica"!*

The voice ha proprio ragione stavolta! Follia pura!

Io voglio aiutare chi combatte una reale e sentita lotta con se stesso! Chi ha voglia di star bene sul serio ma ha bisogno di un supporto per riuscirci perchè sa bene, che da solo non ne è capace! Io voglio affiancarmi a chi ha l'esigenza e la voglia di godersi la vita nonostante mille difficoltà e problemi fisici! Voglio aiutare tutte quelle persone che hanno bisogno di ritrovare la consapevolezza di ciò di cui sono capaci e fiducia nelle loro capacità!

Aaaahhhhhhh! Il resto non ci interessa! Lo lascio agli altri!

Che bella sfuriata interiore! Anche questa volta, quel bambino sincero che alberga dentro di me, è stato schietto, diretto e franco!

Persone come Sergio partono col proprio percorso quando accade qualcosa di concreto che spinge al cambiamento...la perdita di un caro...la rottura di una relazione...la voglia di troncare i classici sfottò a cui si è sottoposti costantemente se non si è almeno **"accettabili" secondo i canoni di una società finta esteta e del tutto lontana dall' "indurre ad uno stato vero di salute e benessere psicofisico"**! Beh! Persone come Sergio...motivate, convinte e volenterose, armate di pazienza ed organizzazione...con l'aiuto delle persone giuste, riescono a raggiungere obiettivi talmente concreti, da cambiare totalmente la propria vita ed il proprio sistema di credenze!

Oggi Sergio è un ciclista eccezionale, un professionista affermato e perfino i suoi fatturati sono migliorati esponenzialmente...eh sì! **Perchè quando si raggiungono i propri obiettivi...quando sei riusce a superare qualcosa che per te era impossibile...quando hai capito che se puoi fare questo, allora puoi fare anche molto altro...nella tua testa si apre un mondo nuovo, ricco di possibilità e con altissime propabilità di successo!** E, vittoria dopo vittoria, la forza interiore, la sicurezza personale e la convinzione di ciò che puoi ottenere, iniziano a permeare ogni aspetto della tua esistenza! Nella tua mente c'è un solo slogan **"Se ho ho fatto quello, potrò fare anche questo!"** Un mantra che ti guiderà fino a ritrovarti con una vita ricca di soddisfazioni professionali, relazioni più appaganti ed emozioni positive che nutrono costantemente la tua quotidianità!

Quindi, un gran fanculo a chi parla e sparla, giudica e non potrebbe nemmeno farlo! Un evviva, invece, per tutti i Sergio del mondo!

«Carissimo Sergio! Come posso aiutarti?» rispondo squillante e felice di sentirlo.

«Mi serve un consiglio…» mi risponde con tono basso.

«Spara!»

«È qualche mese che non riesco ad uscire costantemente in bici, gli impegni lavorativi sono aumentati e non posso tralasciarli...secondo te posso compensare con la corsa ed una corretta alimentazione il dispendio energetico che avevo con la bici?»

«Certo che puoi! Logicamente sai bene che non puoi paragonare i chilimetri di bici con i percorsi di corsa...inoltre ricorda di non esagerare con la dieta ferrea, tieniti nel range di deficit calorico che ora sai gestire tranquillamente dopo anni! Evita la ripetitività alimentare durante la settimana, favorisci l'alta variabilità degli alimenti, bevi tanto ed elimina quegli alimenti che in questo momento possono provocarti gonfiore addominale...fai attività fisica costantemente, e per me oltre alla bici, devi inserire esercizi di muscolazione, magari anche venti minuti al giorno di sequenze posturali e funzionali, che dopo anni conosci a memoria...come la vedi?» gli rispondo io a raffica, sapendo che è in grado di capire e visualizzare ogni tassello fondamentale del puzzle del suo benessere.

«Sei sempre super dettagliato! Avevo immaginato una cosa simile, ma volevo conferme da te!»

«Tranquillo! Però sai bene come la penso...se vuoi essere preciso al grammo con l'alimentazione, contatta la nostra amica nutrizionista e sicuramente non commetterai errori...»

«No no Peppe, non sono in condizioni così disperate! Voglio solo evitare di appesantirmi in questo periodo di ridotta attività fisica...e la corsa con qualche routine a casa di allenamento, posso sempre farle...in questo modo riesco ad organizzarmi!»

«Perfetto!»

«Eh! Però quanto prima ci vediamo per un caffè insieme ok?» mi dice col tono di chi te lo chiede puntualmente ogni volta, ma poi non riusciamo mai ad organizzarci.

«Certo!»

«Grazie mille Peppe, a presto allora...e scusa se ti disturbo sempre...»

«Nessun disturbo e chiama tutte le volte che vuoi! Altrimenti mi togli il diritto di parlare di te come esempio da seguire a tutti i nuovi clienti, ahahahah! A presto, un bacione amico mio!»

«A te!» e stacca la chiamata.

Valle a spiegare, a "Bimba Minchia" influenzer del momento, queste dinamiche professionali! Ma che ne può sapere! Io sono un promotore dell'uso sano e costruttivo dei social, ma purtroppo in quegli strumenti che potrebbero aprire menti ed orizzonti, si annidano ormai avidità e voglia di impossessarsi, sempre prima e senza strumenti, di quei famosi 15 minuti di notorietà che più o meno tutti vogliamo! Io li uso, ci lavoro, sono presente, ma ho scelto di mantenere la mia identità, il mio standard professionale...quello che uno sconosciuto vede su uno dei miei profili è solo una parte della mia vera vita quotidiana.

Ma poi...i miracoli...non partono da molto più in alto di noi!? Mah! Come dice Vasco "è tutto un'equilibrio sopra la follia!"

«Ehi google...chiama Ela PT System» ed attendo.

Ela ha da qualche settimana concluso il suo percorso di

studio per diventare Personal Trainer e dobbiammo fissare la data dell'esame in videochiamata. Donna caparbia, mamma di due figli, 32 enne, sposata...col marito ha un'attività legata al mondo delle spedizioni, ma ha tanta voglia di far diventare la sua passione per lo sport e il benessere un vero lavoro, motivo per il quale si è impegnata molto per concludere al meglio il percorso di studio.

«Peppe buongiorno! Tutto bene?» mi risponde Ela.

«Ciao Ela, benissimo! E tu?! Sei tutta un fremito per il nostro esame?» le chiedo sorriendo e con tono simpatico.

«Ehm...si! E sono anche un po' preoccupata!»

«E di che!? Hai studiato! Ci siamo sempre confrontati su qualsiasi dubbio! Abbiamo chiarito molti argomenti ed abbiamo affrontato insieme quelli più ostici! Quindi, cerchiamo di essere seri e di affrontare la situazione con la giusta posizione mentale, sei molto preparata e pronta per questo! Hai fatto sacrifici per questo! Poi ricorda che non è un esame, ma l'inizio del tuo futuro nel settore del benessere, ok?!» le dico con tono franco e schietto di chi non vuole sentire stupide scuse ed inutili pippe mentali.

«Per forza! Messa così, devo obbligatoriamente affrontare tutto a testa alta! Quindi, si! Sono pronta!» mi risponde con tutt'altro tono rispetto a prima.

«Ah! Ora mi piaci! Quando vogliamo fissare questa chiacchierata, questo confronto professionale?»

«Per te va bene se facciamo il prossimo sabato alle 10?» mi chiede dubbiosa.

«Va benissimo! Però visto che sono alla guida, mi invii un messaggio con data ed orario?! Così mi ritrovo il promemoria per poi segnarlo sul calendario...»

«Va bene! Ma...se ripassando tutto mi vengono dubbi, ti posso contattare?»

«Devi farlo! Ricorda che un briciolo di confusione è normale ed è dovuta all'inutile tensione che ti mette il termine "esame", ecco perché ho parlato di "chiacchierata professionale"! Comunque sono sempre a tua disposizione!»

«Grazie mille Peppe! Allora ci vediamo sabato mattina, ciao!»

«Un bacione a te, ciao Ela!»

Come è potente un obiettivo quando è reale e concreto nella nostra mente! Prendi Ela...mille impegni...famiglia...lavoro...e tanto altro...ma la voglia di trovare una dimensione personale ben precisa, l'ha motivata a mettersi in gioco e a tenere duro! Ha studiato di sera, ha seguito le videolezioni durante le pause in ufficio, ma non ha mollato! Il nostro compito è solo aiutare persone come Ela a capire che c'è sempre una strada utile e perseguibile per raggiungere i propri obiettivi e realizzare i propri sogni! Tutti hanno il diritto di realizzare i propri desideri!

La vibrazione del mio cellulare mi distrae dal mio solito dialogo interiore «ehi google, leggi ultimo messaggio» e l'assistente mi risponde con la sua voce robotica, con quella cadenza, quel suo ritmo tipico «messaggio di Alessandra PT System...Ciao Peppe, come stai? Volevo sapere come rinnovare il tesserino tecnico che scade la prossima settimana, non vorrei avere problemi a lavoro, in alcune delle palestre in cui mi appoggio sono molto fiscali, a proposito ora lavoro a firenze e mi sono trasferita qui, grazie mille in anticipo.»

Ok! Peppino dopo ricordiamoci di rispondere al messaggio con tutti i dettagli per i rinnovi.

«Ehi google, chiama Rosa PT Pesaro» e mentre attendo l'avvio della chiamata ripercorro, come sempre, il percorso di ogni allievo...Rosa 54 anni, insegnante di apnea, amante della montagna, appassionata di trekking...una donna molto attiva, brillante e legatissima ai suoi "pelosi", come dice lei, una vera e propria ciurma di cani e gatti che le tengono compagnia a casa. Brutti incidenti di sci ed equitazione hanno creato una situazione posturale, legata agli arti inferiori, non proprio felice e senza problemi e dolori! Nelle ultime settimane non riesce ad avere la costanza di sempre negli allenamenti e quindi la chiamo un paio di volte a settimane per spronarla e fare il punto della situazione, visto che tutto parte dalla precaria salute della madre che richiede attenzione, cure e presenza fisica.

«Pronto!»

«Ciao Rosa! Sono Peppe…» capendo che probabilmente non ha visto il mio nome sul cellulare.

«Ciao Peppe, scusa ma ho l'auricolare perché sono in motorino e non ho visto il numero...come va?»

«A me bene...piuttosto, a te come va?! Mamma?» le chiedo subito ragguagli in merito.

«Eh...la situazione è quella che è...io e mio fratello facciamo di tutto per essere presenti, ma i momenti di nevrosi e sconforto non mancano...» e dal tono si percepisce stanchezza mista ad afflizione.

«Dai che sei bella tosta! Fate sempre tutto ciò che potete e tutto quello che il cuore vuole!...E con l'allenamento come procede?»

«Non benissimo Peppe! Ritagliarmi il tempo per allenarmi ora non è facile...e poi quando sono a casa e penso di collegarmi all'area riservata per seguire l'allenamento, mi vengono mille altre cose in mente che devo fare!» mi dice scocciata.

«Ma guarda che è tutto normale! **Innanzittutto ricorda sempre che non esiste la situazione ideale e perfetta per fare ciò che desideriamo, siamo noi a doverla creare e ritagliare, e probabilmente per farlo dobbiamo anche sbracciare in un mare di merda!** Infatti, per questo, ho pensato due cose...Numero 1, gli allenamenti devono toglierti meno tempo! Quindi dalla prossima settimana te li preparo su massimo trenta minuti di allenamento da fare almeno quattro volte a settimana...Numero 2, devi dirmi quando possiamo fissare almeno una seduta in videochiamata, perché voglio guidarti io personalmente in questa fase un po' complessa...»

«Eh...Peppe...ma...»

«Ah, dimenticavo! Non sono ammessi ma, se, però!» le dico interrompendola al volo «Quindi ferma la tua testolina e troviamo un modo per non perdere i frutti di 4 anni di sacrifici ed allenamenti fatti insieme! 30 minuti al giorno li trovi...al mattino presto...dopo aver organizzato i pelosi...e poi hai sempre il week end quando sei libera dall'apnea...»

«Sei un bastardo! Non so più cosa obiettare! Conosci troppo bene le mie abitudini e i miei impegni...» mi risponde con tono positivamente contrariato.

«Quindi su questo siamo d'accordo! E ricorda che posso controllare quando ti colleghi all'area riservata!»

«Maledetto! Va bene!» risponde con tono quasi di sfida, non sapendo che era proprio quello che volevo provocare in lei!

«Giovedì ore 7.00 ci vediamo per la prima seduta di questo nuovo piano d'azione...va bene?»

«E che ti devo dire...va bene...ma...» borbotta lei.

«Ma, niente! Alle 7.30 sei libera!...Dopo segno il nostro appuntamento, ok!?»

«Ok ok! E devi dire che ti pago pure per subire queste violenze psicologiche!» mi dice in modo scherzoso.

«Ahahahah, ti voglio bene anche io! A giovedì! Ciaooooooo!»

«Ciao Peppe!»

Questi sono quei momenti in cui capisco alcune allieve che

mi dicono che a me manca solo la frusta...*mi fa sorridere sempre la cosa, ma infondo se non facessi così, caro Peppino, persone come Rosa perderebbero ogni traguardo conquistato con sacrificio, dedizione ed anche denaro speso...e sinceramente non mi sembra giusto!* Ho sempre la tendenza a mettermi nei panni di chi mi sta di fronte in tutto e per tutto, e cerco di dare valore e valenza ad ogni cosa che si riesce a fare insieme!

Come dico sempre **"Vi do, ciò per cui pagate e se ad un certo punto vi perdete, ho l'obbligo morale e professionale di ricordarvi il valore reale di ciò in cui avete deciso di investire!"**

Finalmente a casa! Tolgo l'auricolare...*Peppino, devi inserire in calendario l'esame di Ela e devi rispondere ad Alessandra per il rinnovo del tesserino!...*Brava vocina! Hai ricordato tutto!

Segno l'esame sul calendar e scrivo un messaggio ad Alessandra in cui le dico di contattare il caro Roberto, che dall'ufficio regionale le dirà il da farsi per il rinnovo del tesserino.

Per fortuna si incontrano persone come Roberto, capaci di empatia e grande professionalità, che riescono ad essere di supporto in ogni forma possibile! Infondo se non fosse stato per lui ed il padre, non sarei rimasto fedele per anni ad ente, che soprattutto con l'odierna tecnologia, potrebbe essere totalmente privo di rapporto umano.

Ora controlliamo le email e diamo un'occhiata a tutto ciò che è accaduto sul sito oggi!

"BREVE E IN DISCESA OPPURE LUNGA E TORTUOSA?!"

«Pronto…»

«Ciao Peppe sono Francy, ti disturbo?! Posso rubarti qualche minuto?» riconosco la voce al telefono che mi ha chiamato di buon mattino.

«Ciao Francesca cara! Certo! Ma non pensare di rubare i minuti, te li offro io volentieri!» e la sento sorridere alla mia risposta.

«Allora Peppe, io nonostante l'allenamento con te ed i massaggi decontratturanti con la mia amica, sto avvertendo di nuovo il fastidio alle zona lombare…»

«Capisco…scusa se ti interrompo, ma il dolore è sempre localizzato alla zona lombare destra oppure è cambiato?»

«Negli ultimi giorni mi da fastidio dietro la coscia destra e un po' la caviglia destra.»

«Quindi è cambiato il dolore, nel senso che ora si sta manifestando la vera natura della tua problematica posturale! Ricorda sempre di non farti offuscare dal dolore che sicuramente ti angoscia e scoccia ma devi essere cosciente e consapevole di qual è la vera origine del dolore, che in realtà è semplicemente un sintomo di quel problema originario...Tu hai un'ernia espulsa alla zona lombare, L4 – L5, e tutta la zona sta subendo il carico posturale dovuto al tuo sovrappeso di 15 chili, e di conseguenza, come si evince anche dal referto radiologico, l'intero tratto lombare e la fine del tratto toracico sono in sofferenza, tanto da riscontrare dischi vertebrali disidratati quasi su tutta la zona...questo vuol dire che questa zona sarà la madre di una discopatia degenerativa diffusa...» cerco di essere sempre chiaro nella ricostruzione delle problematiche di ogni soggetto e delle influenze che possono avere sulla vita di tutti i giorni.

«Ehm...lo so Peppe, ma...» accenna come volesse obiettare su qualcosa di imprecisato.

«No aspetta un attimo! Completiamo il quadro e poi sarò tutto il tempo in silenzio ad ascoltarti, ok?»

«Ok ok!»

«Al quadro descritto, che conosciamo bene ormai, aggiungiamo che sono 20 anni che fai un lavoro totalmente sedentario alla scrivania e che quando non sei alla scrivania, sei in macchina per lavoro...Aggiungi che il tuo corpo è abituato a non "meccanizzare movimenti", come dico io...e quindi deve scrollarsi di dosso anni di inattività, lievi forme di atrofia muscolare in zone "strategiche posturali" e deve rieducarsi ad un corretto equilibrio posturale...sei una donna intelligente, e sai bene quale sia la situazione...riesci a vedere il quadro complessivo che abbiamo davanti?»

«Certo Peppe! Ma...»

«Ok!» e la interrompo per continuare subito «cosa ti ho detto tre mesi fa quando abbiamo iniziato?! Te lo ricordo io...di non credere alle favole come quelle che "in breve tempo sarebbe tornato tutto a posto", "che avresti risolto i tuoi problemi con facilità", "che ti saresti sentita subito meglio!"...ma che **la strada è lunga, tortuosa e ricca di ostacoli, più psicologici che fisici!** Che innanzitutto abbiamo peso da perdere, ed è anche una prescrizione medica! Che devi valutare bene se cambiare o meno materasso e cuscino, visto che il momento del riposo è quello più sottovalutato dal punto di vista di impatto posturale! Che avresti imparato ad usare, ogni volta possibile, scarpe comode e magari a stare scalza a casa! Che abbiamo un percorso da fare partendo da zero, visto che non hai alcun bagaglio motorio ed esperienza motoria, non avendo mai fatto nulla in merito! Che nelle prime settimane, e probabilmente mesi, avresti avuto tutti i dolori del mondo e che avresti scoperto muscoli ed aree del tuo corpo di cui forse non conoscevi nemmeno l'esistenza!...Ora la mia domanda è...ho detto, promesso, affermato cose che non sono vere? I miei "avvisi" iniziali, erano fondati oppure no?!»

«Si Peppe! Hai ragione! Si sta verificando tutto ciò che hai detto...» mi risponde con tono sincero ma demotivato! Percepisco un po' di sconforto!

«Ma mica perché sono un mago! Sono solo consapevole del percorso che devi fare e di ciò che vivrai! Infatti ti avevo anche anticipato momenti come questo, in cui ti saresti fatta prendere dallo sconforto!» incalzo senza pietà! Consapevole che a lei serve una scossa, serve smuovere il suo bisogno di star meglio.

«Si Peppe, ho solo paura di rivivere quel dolore che mi tiene ferma sul divano perché nemmeno a letto riesco a stare!»

«Ed arriviamo al punto! Cosa dico sempre?! **"Tutto parte dalla testa!"**...Usiamola quindi! Il dolore che provi è quello debilitante, quello "bloccante" che hai conosciuto anni fa e con cui hai convissuto fino a poco tempo fa?»

«No...per fortuna no...ma ho paura che...» mi dice lei.

«Hai paura che diventi così! Ti sembra più esteso del solito e questo ti destabilizza! Il cervello ti dice che probabilmente la strada non è quella giusta e che forse devi ricominciare ad abusare di antinfiammatori e antidolorifici, giusto!?»

«...Sì!...» risponde sottovoce ma in modo quasi immediato e fulmineo.

«Allora fidati di un coglione che in 30 anni di circo ha imparato, almeno, a fare una capovolta!» *Mi diverte sempre questa metafora, questa espressione...*«**per il tuo cervello è comodo, meno impegnativo, ripetere vecchi schemi, vecchie abitudini, piuttosto che registrarne, impararne di nuove!** Non a caso, si dice che scientificamente riusciamo ad acquisire una nuova abitudine se la stessa viene ripetuta costantemente per almeno tre mesi. Quindi hai bisogno di guidare il cervello verso la creazione di nuovi schemi ed abitudini...pensa al tuo cervello come lo schermo del pc, ogni abitudine, ogni movimento è contenuto in una cartella su quello schermo e viene utilizzata quando il nostro pc, il nostro cervello, la ritiene utile in precise circostanze e situazioni...e nel caso in cui dovesse mancare la "cartella ideale" per risolvere una situazione, allora il cervello attiva la cartella, lo schema, il comportamento, il movimento, che ritiene più consono, più utile a risolvere la situazione in quel preciso momento! È facile capire che più cartelle abbiamo sullo schermo, più esperienza abbiamo, più variegate sono le cartelle e più sarà facile per il cervello avere strumenti utili a risolvere qualsiasi tipo di soluzione...»

«Cavolo...è vero! Non l'avevo mai vista così!» mi risponde quasi come sotto l'effetto di un "sacro", profondo e illuminante momento di verità.

«E quindi, cara Francesca, perchè non ci diamo

consapevolmente il tempo di creare tante nuove cartelle ed abitudini a cui il cervello e il corpo possono attingere?!» le chiedo con tono retorico ma comunque attento a ciò che pensa lei.

«Hai ragione, ma...»

«La paura è sempre li! E ti capisco! Ma è una paura fondata? Una paura Logica?!» ribatto istantaneo senza alcuna esitazione «Ora che mi rispondi?!»

«No! Non è fondata! È un meccanismo automatico che il mio cervello fa scattare, perché è più semplice farmi avere paura riportandomi alle vecchie abitudini, che affontare le novità che mi proponi tu...» dice col tono di chi parla mentre elabora un concetto nuovo ma percepito come vero.

«Applausiiiiiii! Finalmente! Ora capisci perché parlo tanto!? Perchè cerco di spiegare sempre tutto al meglio?! Più cose conosci del tuo corpo e del tuo cervello, più sarà semplice riprendere il controllo di questa macchina unica e stupenda!»

«Hai ragione Peppe!»

«Lo so!» e rido di gusto.

«Ora che ho chiarito il punto di vista "tecnico", come promesso, sto zitto ed ascolto tutto ciò che mi vuoi precisare...prego!» dico, già sapendo come andrà a finire.

«Ahahahahah...e che devo dirti!? Sai bene che hai smantellato tutto ciò che avevo pensato! Sinceramente ora mi è tutto più chiaro, e credo che non ti disturberò più per cose simili...» mi risponde lei.

«Io, invece, sono sicuro che capiterà ancora, in modo diverso, con argomentazioni diverse, ma è del tutto normale! **È come quando il cellulare ti chiede di eseguire l'aggiornamento di sistema, lo scarica e prende il suo tempo per installarlo! Noi, abbiamo appena fatto un ottimo upgrade del tuo sistema!»**

«Bello! Mi piace!»

«E fa piacere anche a me!» rispondo, e continuo «Ora basta, che non ti sopporto più!» e rido sonoramente «Ti lascio sprofondare nei tuoi pensieri e nella rielaborazione della nostra chiacchierata, ci vediamo a lezione...bacioni!»

«Ciao Peppe, grazie mille per la pazienza.»

Ora Peppino ricordiamo ad Ada del nostro appuntamento per valutare dal vivo la sua situazione.

«Ciao Ada, volevo ricordarti che entro trenta minuti sarò da te per il nostro incontro di valutazione...a tra poco» invio il messaggio vocale ad Ada e lei dopo qualche secondo mi risponde col pollice su...*perfetto!*

«Ada, sono Peppe...a che piano?» chiedo al videocitofono all'ingresso del parco di Ada.

«Ciao Peppe, prima scala a sinistra, al primo piano.» e mi appresto a salire.

«Eccoci qui, finalmente! Buoooongiorno!» esordisco alla porta.

«Ciao Peppe è un piacere conoscerti.»

«Il piacere è tutto mio!»

«Posso offrirti un caffè o altro?»

«No ti ringrazio, negli anni mi sono rieducato molto nell'assunzione di caffè perché nel mio lavoro ne potrei prendere troppi e non va bene...come in qualsiasi altra cosa, gli eccessi e gli abusi, fanno male!»

«Giusto!» mi risponde Ada.

«Ma veniamo a noi...allora...non sei grassa! Non abbiamo zavorre particolari di cui liberarci! Sicuramente abbiamo questo evidente volume, gonfiore, addominale da combattere, ma voglio prima approfondire le problematiche. Mi fai vedere un po' di esami che hai?»

«Ho preparato tutto, sono in questa cartellina ma ti volevo

spiegare un po' di cose...»

«Aspetta...ti interrompo perché di solito guardo prima tutto ciò che si ha a disposizione e poi passo a sintomi e sensazioni soggettive.» le spiego subito interrompendola.

«Ah! Ok ok!» e mi guarda restando in attesa delle mie riflessione in merito.

«Allora...dagli esami non si evidenzia nulla di particolare... classici paramorfismi e l'ormai immancabile scoliosi, visto che la incontro in soggetti di ogni età e tipo...ok! Dimmi tutto! Spiegami perché hai bisogno di me.»

«Io da molti anni soffro di un costante e ciclico mal di schiena che però, come hai visto, non trova particolari origini se non fosse per quei problemi posturali che hai notato...il problema, però, è che in alcuni momenti è un dolore intenso, forte e persistente...»

«Dolore che si localizza alla zona lombare?!» le chiedo per cogliere quanti più dettagli possibili «Come se avessi un peso che preme, comprime, costantemente la zona?»

«Esatto!» mi risponde in modo netto e deciso.

«Ada, la tua giornata mediamente come e dove la passi?»

«Ho un bel pollice verde ed amo curare le mie piante da balcone...curo i miei due pappagallini...amo cucinare per i miei nipoti e di sera resto per ore al pc per lavoro, visto che mi occupo di contabilità per le attività dei miei figli...ho l'hobby della fotografia, ma da qualche anno lo trascuro perché a volte per fare la foto giusta devo assumere posizioni che oggi non riuscirei a sostenere...»

«Capisco...guidi?» continuo con le domande strategiche.

«Si si!»

«E passi molto tempo in auto in media?»

«Mmm...no...dipende...» risponde riflettendoci su.

«Ok! Quando sei al pc o guardi la tv, dove ti siedi? Dove ti posizioni?»

«Uso solo questa classica sedia da giardino in modo da poter appoggiare le braccia per scrivere al pc e per rialzarmi facilmente, e la uso anche in cucina per la tv...»

«Scusa e non ti siedi mai sul divano?» le chiedo dopo aver osservato gli ambienti casalinghi.

«No! Non mi rialzerei!» mi risponde subito con aria costernata.

«Azz...e perché?!» le dico col mio sorrisino stampato in faccia.

«Le gambe! Mi vengono meno le gambe! È come se non avessi equilibrio! Infatti ti ho contattato perché vorrei fare in modo di poter ancora andare liberamente in giro, a passeggiare, perché in più occasioni ho perso equilibrio e stavo per cadere...»

«Anche quando fai le scale?» le chiedo.

«Si! Soprattutto quando le scendo!»

«Perdona la domanda...vivi da sola?»

«...Si...ho perso mio marito molti anni fa...Peppe diciamo che ho avuto un momento della mia vita molto complicato tra malattia oncologica, interventi e la perdita di mio marito con due figli piccoli...me la sono vista brutta!» ascolto, elaboro e rifletto in rispettoso silenzio.

Poi le dico «Ah! Mi dispiace!...E il mal di schiena da quanto tempo lo hai?»

«Ormai credo di averlo da sempre...» e mi sorride con una lieve farcitura di amarezza.

«E questa fase, questo momento della tua vita come procede...come va oggi la tua vita?»

«Tutto sommato, bene! Non posso lamentarmi...anche se le preoccupazioni non mancano mai...diciamo che ora ho bisogno di fermare l'invecchiamento, ahahahah» mi risponde con ironia ed un bel sorriso luminoso.

«Perfetto! Allora ti va se facciamo qualche esercizio per testare il tuo reale stato fisico e poi ti do la mia opinione su tutto?»

«Certo!...Che devo fare?» mi risponde con tono carico di chi ha voglia di scoprire cosa può fare.

«Testiamo il tuo corpo e la tua mente su esercizi basilari come flessioni del busto, squat, affondi, circonduzioni braccia e gambe, cose semplici ma fondamentali anche per stabilire il tuo livello di controllo psicofisico e lo stato di salute delle articolazioni...pronta?»

«Si si!» risponde decisa e curiosa.

Iniziamo i nostri esercizi di test e li esegue senza grossi problemi e con un bel po' di meraviglia per ciò che riesce a fare.

«Allora, mia cara Ada, **quello che dobbiamo fare è riprogrammare la tua testolina sul concetto di vecchiaia ed inefficienza fisica**, perché sono cose che non ti appartengono e non ti devono riguardare per ora!» le dico guardandola diritta negli occhi «Io credo che il dolore alla schiena che vivi è molto legato ai tuoi stati d'animo, visto che hai un ottimo controllo psicofisico, un'ottima mobilità articolare ed un'ampia elasticità muscolare! Sicuramente quando sei agitata, nervosa, tendi a somatizzare e ciò inevitabilmente provoca contratture posturali, infatti anche in questo momento sei un po' tesa...hai le spalle su...tutta la zona del trapezio e del collo in contrazione...questo ad esempio è uno dei motivi perché usi sempre quella stessa sedia ed hai l'esigenza di rilassare spalle e collo appoggiando le braccia per scaricare la tensione accumulata.»

«È vero sai!...Però non credo che il mal di schiena venga solo dal mio stato d'animo?!» mi dice lei.

«Non ho detto questo, attenzione! Sicuramente i tuoi esami clinici evidenziano delle problematiche posturali in quelle zone, ma non sono tali da giustificare il dolore che provi! Quindi ci sono altri fattori che ruotano attorno a questo dolore! Lo stato d'animo, le tensioni, lo stress, l'agitazione, creano contratture muscolari, ci fanno compiere movimenti a scatti che possono risultare non corretti ed inutilmente veloci...ci fanno respirare male e di conseguenza la "cintura" addominale non è stata mai educata a contrarsi bene per assolvere alla sua vera funzione naturale, cioè fungere da supporto alla postura, soprattutto del tratto lombare! Inoltre, chi come te ha in realtà un buon rapporto sensoriale con il proprio corpo, cioè riesce a sentire il corpo, a percepirne i problemi, i pesi e le esigenze, è molto bravo anche a generare tensioni e "malfunzionamenti"! Un esempio di questi meccanismi è proprio la tua perdita di equilibrio in determinate circostanze, che per me non è altro che una mancanza di focus e concentrazione su ciò che stai facendo e va fatto per evitare di cadere...ti concentri sulla cosa sbagliata e meno costruttiva…è un po' come quando dico di non pensare ad un elefante rosa e per magia, cosa si stampa davanti ai tuoi "occhi mentali"!?...Ecco la risposta a quanto il cervello riesce ad influenzarci senza esserne realmente consapevoli!»

«Cavolo Peppe...sto inguaiata!?» mi dice con un sorriso ironico.

«Ahahahah...assolutamente no! Scusa se sorrido, ma è solo che per me la tua situazione è normale e ne vivo molte altre così, mentre per te è tutto...è la tua realtà...il tuo mondo...il tuo problema...la tua unicità...ma è tutto nella norma, te lo posso assicurare!»

«E quindi che possiamo fare?!» mi chiede lei incuriosita, quasi smaniosa di sapere.

«Tutto quello che vogliamo! E poi devi tornare a fare foto!» le rispondo fulmineamente.

«Magari!»

«In più, devi sederti comodamente sul tuo divano...è assurdo che non lo usi!» e sorrido aprendo le braccia.

«Ripeto, magari...ma come si fa?» mi chiede.

«Si fa tutto partendo dalla testa! Purtroppo nel mio lavoro si può commettere l'errore di soffermarsi solo sulla macchina, sul corpo...ma **ciò che fa e può fare la macchina, dipende anche dal motore e dal pilota!** Quindi possiamo dire che tu sei il pilota che decide cosa fare, il cervello è il motore che con il suo impianto elettrico lo trasmette al corpo, ed il corpo è la macchina che deve eseguire! Insieme faremo in modo che questo sistema biomeccanico funzioni bene, tutto qui!»

«E quanto tempo ci vorrà?»

«Boh!» le rispondo sorridendo «dipende solo da te! Quindi bisogna iniziare questo percorso, goderselo, diventare consapevoli delle nostre caratteristiche psicofisiche, impare a riappacificarci con loro...per poi arrivare a creare nuovi equilibri psicofisici che porteranno l'intero sistema Ada a stare meglio, a sentirsi meglio e...a sentirsi viva ed in forma!» le dico con calma e serenità.

«Che bello! Ci spero davvero! Allora quando possiamo iniziare?»

«Ada io potrei inserirti il martedì e giovedì mattina, sul presto...visto che siamo molto vicini, posso essere da te subito dopo aver accompagnato mia figlia a scuola...direi verso le 9.00, cosa ne dici?»

«Va bene!» mi risponde felice lei.

«Poi in caso di cambiamenti sia per me che per te, ci adegueremo di volta in volta senza problemi!»

«Ottimo!»

«Allora io ora ti lascio alla tua giornata, piena ed intensa, e mi raccomando...evita inutili tensioni mentali da trasformare in contratture fisiche!»

«Ci proverò! Ci vediamo la prossima settimana...buon week end...e grazie mille Peppe!»

«Grazie a te per la fiducia! Ti auguro un tranquillo week end...a martedì, ciaooooooo!»

Scendo le scale e mi avvio a piedi verso casa e come al solito, dopo i primi incontri, mi perdo in mille pensieri...inizio a programmare il da farsi per raggiungere gli obiettivi...il mio cervello inizia a creare le "traiettorie d'azione" più utili al caso.

Che bel personaggio Ada! Un bel tipo! Donna tosta, forte, caparbia, iconica donna napoletana...Dobbiamo aiutarla Peppino! Dobbiamo essere più tosti di lei e aiutarla a capire che non ha problemi particolari e che la vita è ancora lunga...c'è molto ancora da assaporare! Peppì, teniamo presente che è tutto nella testa! È un esempio perfetto di ciò che la convinzione su se stessi e sulle capacità del proprio corpo, sono capaci realmente di fare al corpo e alla mente! Dobbiamo invertire il senso di questo meccanismo! Mi tartassa agguerrita per tutto il tragitto la mia vocina interiore con cui è sempre un piacere confrontarmi...a volte mi chiedo se non ci ragiono troppo! *Chissà!*

Questo alto momento di riflessione viene bruscamente interrotto dal mio amato auricolare...il telefono squilla...tocco l'auricolare e rispondo...

«Pronto»

«Ciao Peppe, come va?»

«Ilariaaaa, ciao!» riconosco la voce, è una bravissima insegnante di pilates che con me da anni effettua una serie costante di aggiornamenti e perfezionamenti. Infatti il suo ultimo acquisto è stato la master sull'allenamento in gravidanza. «Tutto bene, cara?! Come posso esserti d'aiuto?»

«Peppe io ho finito la master ed ho richiesto anche l'attestato di specializzazione, ma come sempre voglio confrontarmi un po' con te su come posso gestire questo nuovo servizio e come è meglio offrirlo…»

«Beh…ormai sai come la penso, **"la qualità non deve mai svendersi!"**…» in passato, prima di conoscermi, Ilaria ha commesso l'errore più comune in assoluto offrendo la sua professionalità a prezzi irrisori e ritrovandosi a lavorare tanto, per pochi spiccioli, innescando una sorta di schiavitù con clienti e palestre…poi ha scoperto che le cose possono andare anche in modo diverso, piuttosto che arrivare ad odiare quello che si fa ogni giorno! **Doveva solo capire che tutto parte dalla testa, da ciò che crediamo, da ciò di cui siamo convinti e da quanto crediamo in noi stessi ed in ciò che facciamo…"Se non ci credi tu, chi pensi di poter convincere!"**

«Lo so Peppe, ma non so come gestire economicamente lezioni del genere…» mi dice lei.

«Ma infatti non devi "gestire" le lezioni, ma il percorso! Tu devi offrire alla futura mamma un percorso preparatorio al parto, capace di prepararla a quello naturale grazie al lavoro con la respirazione ed il controllo, e che le permetterà di evitare le problematiche posturali classiche nel post parto, come l'ernia "da gravidanza"…questo è ciò devi offrire! Che è ben altra cosa rispetto ad una lezioncina che si può ritrovare anche altrove! **Ricorda che se vuoi di più, vuoi guadagnare di più, vuoi maggiori gratificazioni e soddisfazioni, allora devi offrire di più!** Devi puntare a differenziarti dagli altri soprattutto per la qualità dei servizi e per l'attenzione che offri ad ogni singola allieva…e quando tutto questo viene percepito dagli allievi, il gioco è fatto!»

«Hai ragione! In effetti è quello che ho fatto con tutto il

mio lavoro, però ora mi mancava questo concetto di percorso, ottima idea!...Ecco perché per qualsiasi cosa ti rompo le scatole!» mi dice sorridendo.

«Nessuna rottura! Anzi, è sempre piacevole confrontarsi con chi mette in dubbio il da farsi...è il modo più intelligente per evitare futuri problemi!...Poi considera che in questo modo, mantieni una coeranza ben precisa con tutto il tuo percorso professionale...la tua allieva media potrà osservare, capire e riconoscere che tutto il tuo lavoro, il tuo modo di presentarlo, la qualità di ciò che offri, ha perfettamente senso!»

E mi ribatte subito «Infatti! Ora lo ha anche per me! È tutto molto più chiaro! Mi sento pronta e sicura di iniziare con questo nuovo ramo di attività! Grazie Peppe, hai sempre tanta pazienza!»

«Ma di che!? Tranquilla! Per qualsiasi altro dubbio e incertezza...evita di chiamarmi!» rido di gusto e lei cogliendo la battuta mi segue «scherzo! Prima di lanciarti in qualsiasi altra cosa, sappi che sono sempre a tua disposizione!»

«Ormai dopo anni ne sono certa...grazie mille Peppe!»

«Grazie a te e alla fiducia che riponi in me...un bacione, a presto!»

«Ciao Peppe, a presto.»

Ti da tanta soddisfazione aver portato una ragazza ad essere oggi una professionista valida e preparata che riesce a dare il massimo, pur essendo una moglie ed una mamma eccezionale e super impegnata...vero?! Vocina maledetta! Centra sempre il bersaglio! Si si! Verissimo! Sono fiero dei sui traguardi, soprattutto ripensando da dove è partita! E poi se non fosse così, non dedicherei certamente il mio tempo ad ogni sua chiamata e richiesta d'aiuto!

Riprendo il cellulare e chiamo Antonio di Fitness Pratico, il programma di video allenamento che ho creato per chi vuole allenarsi in totale libertà ma sapendo che può sempre contare su di me! Antonio mi aveva mandato un messaggio perché ha bisogno di parlare con me dei programmi di training che segue lui e sua figlia Grazia.

Il telefono squilla… «Antonio caro, buongiorno!»

«Ciao Peppe, grazie per la tempestiva chiamata»

«Dimmi tutto! Cosa è successo?!»

«Peppe purtroppo negli ultimi tempi stiamo avendo problemi con gli allenamenti…»

«In che senso?! La programmazione prevista non è adatta?! Gli esercizi sono complessi?» gli chiedo interrompendolo.

«No no, non è questo! Sta diventando complicato organizzarci con i ritmi quotidiani...poi ci sono da incastrare sia i miei impegni che quelli di Grazia...in effetti i suoi vent'anni sono pieni di impegni e meritati svaghi…» mi dice con un tono che cerca di trasmettere ovvietà, ma non ci riesce.

«Ah ok! Capisco...e tu cosa pensi di fare?» gli chiedo.

«Per correttezza volevo avvisarti che per un po' mollo gli allenamenti»… silenzio tombale…

«E quindi?!» rispondo io con tono superficiale dopo circa quindici secondi di silenzio assoluto volontario, usato come cassa di risonanza nella sua testa «Cosa dovrei dirti?!»

«No Peppe tranquillo so che non dipende da te...ma purtroppo siamo noi che…» e lo interrompo ancora...

«Siete voi che non siete motivati a fare ciò per cui vi siete impegnati fino a questo momento! Ricordi perché siamo qui ora al telefono?!...Sei stato tu a contattarmi, a chiedermi cosa potevi fare per risolvere il problema legato ai fastidi alle ginocchia e alla schiena...e sempre tu mi hai detto che per aumentare la motivazione a fare e a seguire il programma previsto, volevi coinvolgere tua figlia...io non sono mai stato d'accordo alla condivisione di intenti, specialmente quando si hanno obiettivi e spinte motivazionali totalmente diversi!

Infatti non mi meraviglia che tua figlia abbia cambiato "direzione" e dia priorità ad altro! In effetti lei ha solo cercato di aiutarti ad essere costante perché ha a cuore la tua salute e vuole che tu stia bene, ma è anche vero che le sue esigenze sono ben altre, nonostante lei stesse seguendo i programmi tonificanti mentre tu quelli posturali.» gli dico subito a bruciapelo.

«Peppe la verità è…» e lo blocco prontamente!

«Che ti scoccia ritrovarti da solo a casa ad allenarti! Che il momento dell'allenamento era diventato un momento tutto vostro, condiviso e voluto da entrambi…ora invece la mente trova altre mille cose ed impegni in alternativa, giusto?!»

«…Si!…» mi risponde lui, per poi sprofondare in un silenzio assordante…

«Perfetto! Ora torniamo alla mia domanda…cosa dovrei dirti io adesso?! Dovrei convincerti a continuare!? Dovrei venderti il "benessere che meriti"!?» gli dico con tono superficiale ed enormemente retorico.

«No no, Peppe hai ragione! Forse ho sbagliato a comunicartelo così…»

«Invece è la cosa più onesta che hai fatto per te stesso! È come quando decidiamo di farci del male e invece di agire, chiamiamo qualcuno per dirglielo…stiamo cercando una voce amica che ci dica di "non farlo!"» e resto in silenzio…dall'altro lato sento farfugliare qualcosa di non chiaro, ma capisco che Antonio è paralizzato dall'imbarazzo! E continuo… «Antonio, tutti noi siamo alla costante ricerca di coerenza nel mondo…vogliamo lavorare e guadagnare in modo adeguato! Vogliamo amare e ci aspettiamo amore in cambio! Invogliamo i nostri figli a fare delle cose che in realtà decidiamo noi e che non sono altro che meri "investimenti" su un futuro che stiamo decidendo noi ma che in realtà appartiene a loro! Non è nostro! Vogliamo tutti coerenza dal mondo e dagli altri, ma siamo sempre presi da noi stessi senza mai chiederci quanto effettivamente siamo concentrati su noi stessi!? Su ciò che siamo?! Su ciò che desideriamo sul serio!? Su ciò che ci fa bene e ci fa star bene?! **Quanto siamo capaci di capire che per ogni successo e vittoria con noi stessi, c'è una dura lotta da combattere!?**...Ora magari ti starai dicendo "ma questo che vuole da me!? Ma come si permette!?"»

«No no Peppe! Assolutamente no…»

«Voglio solo che tu capisca che io sono quello che ha sempre detto che ogni risultato è semplice, e che con impegno e didizione si può arrivare ovunque...ma se non si è disposti ad introdurre nuove e sane abitudini nelle proprie vite, resterà tutto solo un lontano sogno irrealizzabile! Qui non c'entrano i tuoi 49 anni o i 20 di Grazia! È il momento in cui devi combattere la tua forma mentis, i tuoi schemi, le tue abitudini, tutte cose che ti hanno portato ad essere un 40enne in sovrappeso, poco attivo e con problemi posturali!...E mi vieni a raccontare al telefono che dopo essere dimagrito, dopo aver visto risultati concreti, dopo essere tornato a giocare a tennis per poi passare al padel...molli tutto perché tua figlia di 20 anni, bella, in forma e senza nessun problema particolare, ha di meglio da fare che allenarsi a casa con te per aiutarti nei tuoi obiettivi?!...Ma sul serio, a te, adesso, in questo preciso istante, come suona 'sta cosa!? Ti sembra logica?! Sensata!? Coerente!?»

«...No Peppe!...Messa così no…» mi risponde disarmato di ogni possibile obiezione.

«E la vuoi mettere tu in un altro modo per farla apparire diversa?! Io ti ascolto, sentiamo!»...silenzio assoluto! Tutto tace, e allora continuo...«Sono ormai sette mesi che ti alleni con me, ci siamo sentiti e videochiamati molte volte...abbiamo imparato a conoscerci a vicenda, e so di essere molto diretto in questo momento ma Antonio caro, stai buttando l'occasione di festeggiare i tuoi 50 anni sfoggiando un'ottima forma e un benessere raggiante per qualcosa che in realtà è il motivo della tua passata "apatia motoria"! **Capisci che nei miei compiti, c'è anche quello di riportarti alla realtà con ogni mezzo?!»**

«Si Peppe...lo so e lo capisco...e...ti ringrazio! Sai bene che non sono abituato a sentirmi dire cose del genere, ma credo che ci volesse! Ti ringrazio perché mi ha fatto bene riflettere su tutto questo! Stavo per accontentarmi, come al solito, di un mezzo risultato, senza però tener conto che sono quasi riuscito a cambiare tutte le mie vecchie ed inutili, cattive, abitudini! Hai avuto sempre tanta pazienza, mi hai guidato e supportato sempre...in realtà ora mi rendo conto che non mi allenavo con Grazia, ma con Peppe!» mi dice in modo sincero e senza fronzoli.

«E quindi ora cosa facciamo!? Ci salutiamo con un "buona vita caro amico"...oppure continuiamo e vediamo di tagliare qualche altro traguardo insieme?» incalzo io!

«Che tu sia maledetto Giuseppe Gioioso! A questo punto andiamo avanti e voglio romperti le scatole ancora per molto!»

«Affare fatto!»

«Senti Peppe, a Grazia che dico?»

«Ma Grazia è giovane, quindi lasciala decidere e fare per se, quando ne avrà bisogno, sarò sempre a sua completa disposizione! Dalle un bacio da parte mia!» gli dico rompendo ogni suo precedente ragionamento in merito.

«Va benissimo, sarà fatto!...Pensa che lei mi aveva avvisato del fatto che tu, sicuramente, avresti detto qualcosa che mi avrebbe portato a prendere la decisione giusta per me.»

«Santa ragazza! Hai fatto un ottimo lavoro come genitore,

bravo!...Ora tornando a noi, domani alle 19.00 sei a casa?»

«Si, perché?» mi chiede incuriosito.

«Videochiamata e allenamento con me! Senza discutere!»

«Ah! Per me va bene...ma so anche che non è incluso come servizio nel mio pacchetto di allenamento, quindi devi dirmi quanto ti devo…»

«Nulla! Offre la casa! Mi ripagherà il gusto di farti il mazzo con un allenamento bello tosto! Quindi va bene così!...Ci vediamo domani ore 19.00...un bacione e fatti trovare carico!»

«Non so che dire...ok dai, ci vediamo domani...grazie mille Peppe!»

«Grazie a te! E dai un bacio a Grazia!» e chiudo la chiamata.

Anche questa volta sei riuscito a riportare sulla retta via qualcuno...bravo Peppino! Parte compiaciuta la mia vocina interiore...*Un bel discorso quello sulla coerenza*...Infondo siamo in un'epoca in cui si è convinti che basta poco per ottenere qualsiasi cosa...denaro, successo, donne, uomini, relazioni felici, followers...*che grandissima cazzata!* Una delle menzogne, truffe, più dannose che si stanno perpetuando!

"AMATI E REGALATI DEL TEMPO PER STAR BENE!"

«Papi...se ti chiedo quanto fa 18 più 7, tu come svolgi l'addizione?» classica domanda di Iris mentre si va a scuola quando vuole ripassare qualcosa che ha imparato e vuole essere sicura di averla capita.

«Amore, fa 25 giusto?»

«Si papi, ma come hai fatto?! Io voglio capire tu come conti i numeri...»

«Amore mio, credo che la maestra lo abbia spiegato a scuola, giusto?»

«Si»

«E come ti ha detto di fare?» le chiedo stimolando la sua memoria.

«Ha detto di tenere 18 in mente, fermo nella testa, e poi di contare altri 7 numeri iniziando da 18.»

«Perfetto! Quindi...18 in mente...più 1 fa 19...più 2 fa 20...più 3 fa 21...più 4 fa 22...più 5 fa 23...più 6 fa 24...più 7 fa 25...» diciamo in coro io e lei svolgendo l'addizione.

«Ora mi dici perché, se la maestra ti ha spiegato il metodo, chiedi a me come fare?»

«Perchè volevo sapere se tu hai un modo più veloce!» dice con la sua espressione furbetta, che amo.

«Amore mio, anche se avessi un modo più veloce, non te lo direi perché potrei confonderti...devi imparare ogni cosa a suo tempo e ti devi fidare di ciò che dice la maestra...babbo è sempre disposto ad aiutarti a capire, ma dobbiamo partire dal metodo che hai studiato e che stai svolgendo a scuola, perché è li che viene deciso tutto il percorso che seguirai nei vari anni per imparare tutto quello che ti serve...io non posso rovinare il lavoro della maestra per facilitarti la vita...ogni cosa va fatta a suo tempo e con i tuoi tempi.»

«In che senso papi?»

«Non devi andare di fretta quando impari cose nuove...non esistono scorciatoie per imparare a fare cose che prima non sapevi fare...è più chiaro adesso?»

«Yes!» e mi guarda con occhi vispi e intelligenti.

Lasciata Iris a scuola rifletto sul discorso fatto con lei...*Capisco perché tutti dicono che riesci a spiegare la stessa cosa in mille modi diversi fino a quando non è chiara!* Un metodo di comunicazione affinato molto grazie al lavoro fatto anni fa, e per anni, con bambini e soggetti diversamente abili. La cosa più difficile nel mio lavoro, è far percepire ad ogni allievo ed allieva, che tutto, ogni singola cosa detta, spiegata e fatta, è importante! **Ci sono momenti in cui mi sento un "artigiano del benessere" perché assemblo, scolpisco, creo un sistema, un puzzle di varie parti che messe insieme, diventano una perfetta ed equilibrata "equazione del benessere"!** *Esatto Peppino, il Metodo è tutto e tutto sta nel trovare il modo per adattarlo ad ognuno!*

«Buongiorno signore belle!» dico squillante, arrivando in palestra a Pozzuoli.

«Buongiorno maestro!» rispondono quasi in coro perfetto, tutte le presenti per la nostra lezione di Pilates Rebalance avanzato.

«Tutte in sala forza...che il tempo è bastardo e tiranno!» e ci avviamo in sala.

«Allora...oggi ci divertiamo a portare ai massimi livelli di attivazione il vostro sistema di controllo corporeo e percezione fisica, siete contente?!» chiedo sarcastico al gruppo.

«Eh certo maestro! Non vediamo l'ora di essere massacrate!» mi risponde Oriana.

«Mamma mia...io lo faccio per voi! Non mi stancherò mai di dirvelo...voi siete delle cinture nere nella nostra amata disciplina, quindi è ora di puntare ai dan! Come nelle arti marziali, non dovete fare altro che perfezionare l'uso delle tecniche che ormai avete acquisito...la tecnica c'è...ci sono tutti gli elementi fondamentali...in ogni cosa che fate rivediamo e ritroviamo tutti i principi sacri del Pilates, più quelli aggiunti dal mio metodo...ora ci resta solo di imparare a tirar fuori le individuali peculiarità, caratteristiche ed interpretazioni! È ora di sentirvi come delle ballerine che devono mettere cuore e passione in ciò che stanno interpretando, per poter brillare al massimo!...Quindi mie care, è ora di accendervi e brillare!»

«Maestro e dopo questo discorso, dobbiamo per forza impegnarci al massimo!» dice a voce piena e convinta Irina, 65enne super attiva e in forma, un vero esempio di forza di volontà e dedizione! Una donna con un bel vissuto, un bagaglio di vita carico di ogni genere di emozione ed esperienza, che nonostante mille batoste non ha mai gettato la spugna lasciandosi trascinare passivamente da quel fiume in piena che chiamiamo vita!

«Brave!...Iniziamo!» e tutte si posizionano ai loro posti.

«Allora signore, vi voglio concentrate ai massimi livelli

sulla vostra powerhouse, anzi sul core, visto che noi abbiamo fuso da anni i principi del pilates con quelli dell'allenamento funzionale...quindi ogni atomo di concentrazione che avete, dovete destinarlo all'osservazione costruttiva di addome, schiena, bacino, culo e cosce...e ricordate che se un bel giorno siamo diventati animali bipedi, lo dobbiamo a questi muscoli... e ai polpacci!...Quindi iniziamo con la routine "del buon allenamento" e **fatemi vedere in ogni millimetro dei singoli movimenti, tutto l'amore che avete per il vostro corpo! C'è Amore se c'è dedizione! C'è dedizione se ci diamo il tempo di sentire e provare le emozioni giuste, per costruire la nostra personale forma di ogni singolo passo che muoviamo!**...Trasmettetemi tutto ciò! Forza!» si concentrano, sentono il loro flusso respiratorio, lo regolano...ed iniziano a "far danzare" i loro corpi.

Le osservo con molta attenzione, elaboro ogni dettaglio che vedo e mi rendo conto che devo riportarle al sacrosanto principio della lentezza esecutiva...«Signore va bene, ma vi voglio più lente! **Lentezza motoria equivale a maggior controllo**...è come guardare un film, una clip, in slow motion...farlo, **permette al vostro cervello di percepire ogni dettaglio, di comunicare con ogni sua parte, di ricevere ed analizzare in modo più fluido e costante ogni feedback di ogni "momento motorio"!**...Poi ricordiamo sempre una semplice verità...al di la del metodo, che sia pilates, funzionale, yoga, posturale o qualsiasi altra cosa, **un movimento diventa un "esercizio allenante" se consente di stimolare articolazioni e muscoli in modo adeguato, cioè nel rispetto delle reali caratteristiche, sia fisiche che mentali, di ognuno di noi!** Quindi in ogni singola parte di un movimento decidete come giocare al "gioco del benessere"...come diceva quel buon uomo di Joseph Pilates, "**non è importante ciò che fai, ma come lo fai!**" Ad esempio, se decidete una velocità respiratoria e di esecuzione all'inizio della vostra seduta di allenamento, dovete mantenerla sempre! Anche quando il movimento da eseguire vi risulta molto impegnativo! Impegnativo per la respirazione, la concentrazione e poi per il vostro corpo! Logicamente sappiamo che essere lenti equivale a maggior impegno fisico, perché i muscoli vengono stimolati alla resistenza attraverso isometrie e posizioni tenute per diversi secondi, aumentando così l'intensità dell'allenamento! Ma siamo qui per "giocar a star bene" grazie al sano allenamento e quindi, ci piace!» e sorrido guardando le loro espressioni.

Le osservo in un pieno momento di elaborazione, e lo interrompo continuando...«E alla fine, se ogni cosa è svolta nei tempi e modi giusti, vi ritroverete con una piacevole sensazione di affaticamento muscolare ma senza fiatone e stress mentale...questo è il reale obiettivo del mio metodo, del nostro metodo! Questo è ciò che stiamo costruendo nel tempo e stiamo cercando di realizzare! Ora abbiamo la maturità tecnica per sentire tutto ciò che serve al nostro corpo, perché la nostra mente non viene distratta dal ricordare ciò che deve fare e come deve eseguirlo, quindi può concentrarsi sul capire cosa è meglio per arrivare alla massima attivazione del nostro corpo!...» e guardo tutte...i loro volti..le loro espressioni...«So bene che parlo molto, ma ormai sapete che lo faccio perché **solo con la consapevolezza di ciò che fate e la conoscenza del perchè lo fate, potete imparare a gestire queste perfette macchine che sono i vostri corpi! Senza una mente pronta e concentrata adeguatamente, non riusciremo mai a sviluppare questo super potere!**» e sorrido.

«Ora continuaiamo e cerchiamo di trasmettere al nostro

"osservatore esterno" quanto desideriamo fare al massimo e al meglio ogni cosa, perché sappiamo che è la miglior medicina per mente e corpo! Facciamogli venir voglia di sperimentare queste sensazioni psicofisiche...Forza!» così la lezione entra nel vivo.

«Mamma mia Peppe, così è proprio tosta!» dice con aria soddisfatta Floriana che nonostante riesca a seguire solo due giorni a settimana la nostra lezione a causa del lunedì impegnato col lavoro, quest'anno sta ottenendo dei miglioramenti esponenziali. Ogni anno ci diamo un tema tecnico su cui lavorare, ed il tema della "ricerca personale attraverso esperienze fisiche dirette e mirate", su di lei ha avuto un'ottimo effetto! Infondo ognuno viene stimolato da qualcosa, tutto sta nello scoprire di cosa si tratta!

«Eh si Floriana cara! Poi tu ce la stai mettendo tutta...quindi è normale accusare il colpo! Ma come abbiamo detto prima, siamo qui per allenarci e se i movimenti che vi propongo fossero cazzate, non sarebbero "elementi allananti"! No?!»

«Eh certo!» mi risponde sorridendo quasi a dire "hai ragione, ma ci fai schiattare lo stesso!"

«Dai dai, che proprio questo lavoro sulla lentezza, la percezione del corpo e il controllo, quest'anno ti sta facendo benissimo! **Quindi rallegriamoci sempre dei nostri risultati, anche quelli che ci sembrano piccoli, perché forse agli occhi di altri sarebbero dei grandi traguardi da raggiungere!»**

«Quanta saggezza! Che motivatore!» dice di cuore ma a mo' di sfottò Aurora! Altra storica allieva, oggi una bravissima insegnante di pilates che nonostante il suo ruolo continua a fare lezione con noi.

«Ahahahahah! Lo dico sempre "ad ognuno i suoi allievi!", e

va bene così simpaticone che non siete altro! Ora andiamo avanti...» e continuiamo con la lezione.

«Ottimo signore! Anche oggi potete andarvene leggere, rilassate e serene! Brave! Bella lezione!» esclamo alla fine.

«Grazie a te maestro!» dice stanca ma rilassata Frida, allieva e dentista ufficiale del gruppo, che tra mille peripezie e tripli salti mortali tra figli, lavoro ed imprevisti vari, cerca di essere presente e costante almeno due volte a settimana.

«Alla prossima signore, e non pensatami troppo!» le saluto calorosamente come sempre e sorrido.
Mentre il gruppo libera la sala, si avvicina Elsa "la super nonna" con aria scocciata.

«Ciao Elsa! Come va? Come ti senti oggi?»

«Ciao Peppe...diciamo che va!...»

«Hai riposato poco?» le chiedo.

«Poco e male!...Ma come lo hai capito?» dice con aria incuriosita e stupita.

«Dalla tua postura e dalla tua espressione...e poi ti conosco no!? Dai combattiamo queste energie negative e scarichiamo un po' di tensioni! L'anca come va?» così la riporto alla realtà e ai motivi che l'hanno spinta a riprendere il sano allenamento.

«Molto meglio! Ma oggi mi da fastidio molto il collo e non so perché! Avrò sbagliato a fare qualcosa?!»

«Elsa...innanzittutto festeggiamo per l'anca che non è più un problema! Quindi, primo motivo per essere positivi! Poi ricorda che sul benessere del collo grava sempre il modo in cui dormiamo...e tu immagino che non dormi più con il braccio sotto al cuscino e leggermente sul fianco, giusto?!» dico immaginando la risposta che mi darà.

«Eh Peppe...mi è difficile cambiare abitudine...e poi come posso fare!? Ho anche provato come mi dicesti, con i cuscini ai lati per evitare di girarmi come si fa con i bambini, ma nulla!» risponde con aria rammaricata ed un po' afflitta.

«Vabbè dai, possiamo rallegrarci del fatto che siamo passati dal "mi fa male il collo e non so perché" ad una spiegazione così accurata! Diciamo che **oggi è una giornata no, e come dico sempre, è una giornata poco costruttiva per prendere decisione e dare definizioni!** Quindi rilassati e affrontala per quella che è, "una giornata che comunque vada, passerà!"»

«Hai ragione!» risponde lei con aria quasi rincuorata.

«Mettiamoci al lavoro! Concentrati su di te! E pensa che dopo ti sentirai molto meglio!»

«Speriamo!»

«Mi raccomando, concentrati su ciò che è importante per noi...anca e ginocchio...cerca sempre di arrivare ai massimi range di movimento, in modo da stimolare al massimo la mobilità articolare...ok?»

«Ok!» risponde carica e pronta.

«Iniziamo con i nostri squat e affondi indietro, dai!»
Mentre Elsa esegue gli esercizi previsti, la osservo e penso che **in realtà è semplice, molto semplice, migliorare il proprio stato di benessere fisico...la cosa più difficile invece da fare, è averne consapevolezza e reale percezione mentale!** Dare un senso ai propri sacrifici, alla forza messa nelle giornate no per uscire ed allenarsi...tutto ciò che facciamo per star bene ci dovrebbe essere sempre chiaro, senza mai dare nulla per scontato!

«Brava Elsa! Visto?! Abbiamo affrontato tutto con serenità anche oggi...anche in questa giornata no! Ti senti meglio?» le chiedo a fine seduta.

«Sì! Mi sento più scarica e rilassata!...Grazie Peppe!»

«E di che!? Hai fatto tutto tu! Ora cerca di trascorrere la giornata con leggerezza e senza pensare troppo...lo farai in altri momenti!» dico facendole l'occhiolino «Ci vediamo la prossima settimana.»

«Ci proverò! Ciao Peppe e grazie mille!» mi dice mentre usciamo insieme dalla sala.

Monto in macchina ed invio un messaggio a Giordano per avere la conferma di orario dell'allenamento in videochiamata, e puntuale ricevo conferma. Arrivo a casa, mi metto comodo e dopo aver trascorso tempo ben investito con Paolantonia, chiamo Giordano e Martina.

«Ciao ragazzi!»

«Ciao Peppe...risponde per prima Martina.»

«Ah! Siete già pronti e carichi! Ottimo! Iniziamo subito dai!»

Partiamo con le nostre routine funzionali e mentre Martina si dedica alla parte bassa del corpo, Giordano alterna sequenze che stimolano tutto il corpo! E durante un momento di pausa, Giordano mi dice…

«Peppe comunque sto andando a lavoro e ritorno a casa, a piedi!»

«Wow! Grande Giordano! Stiamo facendo grandi passi avanti!» gli dico piacevolmente sorpreso.

«Vabbè niente di eclatante, ma mi fa sentire meglio!» sminuisce lui.

«Niente di eclatante!? Azz! Guarda che tu eri quello che non muoveva un dito se non fosse proprio necessario! Quindi stai dimostrando a te stesso, al tuo cervello e al tuo corpo che le abitudini si possono totalmente distruggere! Bravo!»

«E devi dire che non mi pesa per nulla! Lo trovo piacevole, anche perché mi permette di pensare al lavoro, ai programmi, senza lo stress dello stare in macchina distratto dalla guida.»

«Ma guarda che veramente è un ottima notizia! Siamo riusciti ad ottenere un grande risultato, una forma mentis attiva e rivolta al benessere! Ottimo!...Ora però, continuiamo e non perdiamo il ritmo!» bisogna sempre restare sul pezzo, senza abbassare la guardia, soprattutto quando i primi grandi cambiamenti iniziano a prendere forma!

Cazzo Peppino, siamo riusciti in un'impresa epica! Dovremmo festeggiare! Esordisce la vocina malefica sempre pronta a rallegrarsi e fare festa! Ma in effetti ha ragione, abbiamo fatto passi da gigante li dove tutto sembrava contro un simile risultato...in effetti si dovrebbe festeggiare alla grande! Concludo così le mie riflessioni dopo aver chiuso la chiamata con Giordano e Martina.

«Amori miei belli...signorine del mio cuore...io vado a lezione e torno...mi raccomando, fate arrabbiare mamma!» sorridendo, saluto Iris, Paolantonia e Simona prima di uscire per la lezione in palestra a Marano.

«Bonsoir signore!» esordisco entrando con Anita in palestra «Pronte?»

«Certo maestro!» rispondo le presenti all'ingresso.

«Avviamoci in sala, dai!» così scendiamo nella nostra sala "delle torture" come dice qualche allieva, ed iniziamo in perfetto orario la lezione.

«Ok signore, routine respiratoria andata bene, ora proseguiamo ma proviamo ad applicare ciò che ci interessa! Dobbiamo essere concentrate su ciò che facciamo ma senza irrigidirci...non fatevi prendere dall'ansia di prestazione nel fare gli esercizi! Siate consapevoli che ora iniziamo a parlare la stessa lingua...sapete cosa vuol dire fare un teaser, un jack knife, un rolling back...avete iniziato a capire cosa vuol dire fare pilates!...» prendo sempre qualche secondo di pausa per aiutare i concetti fondamentali a fissarsi nella mente degli allievi.

«Potremo fare meglio nel tempo!? Certo! Potremo

migliorare?! Certo! Ci sentiremo più sicure delle nostre capacità!? Sicuramente! Ma in questo momento, rilassatevi, liberate la mente e godetevi ogni postura e movimento! Ok?!»

«Si Peppe…ma…» accenna a dire qualcosa Maria, over 50 portati benissimo, sempre in forma e comunque accompagnata dai suoi "amati acciacchi". *Mi chedo sempre perchè chi soffre di cervicalgia, tende a caricare inutilmente sempre quella zona!? E chi soffre di mal di schiena, ama caricarla in malo modo!? Mah!* In effetti anche ora ha ragione lei!

«Ma, nulla! Non pensare…non pensate…questa è l'ora dell'agire e del non pensare!…Quindi, prego…proseguite!» dico interrompendo Maria, e vanno avanti con le sequenze successive.

Gli errori non mancano e non mancheranno mai! Il tempo, la dedizione e la perseveranza sono le uniche armi che abbiamo a disposizione per migliorare noi stessi, le nostre abitudini e la qualità della nostra vita!
Ogni mio allievo, che sia dei collettivi, un personal o uno studente dei miei corsi, quando riesce a cogliere il potere e la potenza della mente sul corpo e sui propri obiettivi, riesce a fare cose che non avrebbe mai immaginato prima! Ma tutto parte da un concetto semplice, **studiare un nuovo "gioco", impararne le regole, farle proprie, ed usarle a proprio piacimento, lo si fa con mente lucida, rilassata e concentrata!** Osservo ogni allieva, non mollo mai con spiegazioni e chiarimenti per portare alla luce ogni singolo miglioramento riscontrato, e minuto dopo minuto, riflessione dopo riflessione, la lezione arriva al termine.

«Papi sei stanco?» mi chiede Iris fissandomi negli occhi ed abbracciandomi.

«Si amore…giornata intensa, ma produttiva! Quindi va bene così!…E la tua giornata?» le chiedo interessato mentre mi lancio in doccia. E lei parte con i tutti i suoi racconti, con le sue dettagliate descrizioni parlandomi delle esperienze della giornata...*Non esiste modo migliore per chiudere una giornata così intensa!*

"APRITI AL NUOVO FACENDO COSE MAI FATTE PRIMA!"

«Ada cara, buondì! Dieci minuti e sono da te!» e faccio partire il messaggio vocale con cui avviso Ada del mio arrivo per il nostro primo allenamento ufficiale.

«Buongiorno! Come ti senti oggi? Pronta ad iniziare questa nuova avventura?» esordisco varcando la soglia di casa.

«Buongiorno Peppe, un po' di fastidio alla schiena, ma sono pronta!» mi risponde sorridente Ada.

«Ottimo! Allora…»

«Scusa se ti interrompo Peppe, ma cosa faremo di preciso oggi?» mi chiede incuriosita.

«Stavo proprio per spiegarti come imposteremo le nostre sedute…innanzitutto partiremo sempre con la respirazione, che nel tempo rieducheremo a nostro vantaggio visto che un ciclo respiratorio "volontario" induce ad uno stato di concentrazione rilassata, perfetta per il lavoro posturale e l'auto-analisi motoria, poi faremo degli esercizi semplici per allenarci a mantenere velocità e ritmo respiratorio costanti, anche sotto sforzo…ti farò concentrare sulle percezioni fisiche e nel tempo imparerai a sentire quando l'addome è attivo e pronto a sostenere ogni tuo movimento e sforzo, poiché quello è il momento esatto in cui è meglio iniziare a muoversi...**il nostro obiettivo non è ripetere ed imparare una serie di esercizi "standard" ma insegnare al tuo cervello a creare nuovi schemi motori e posturali che potrà utilizzare durante la reale vita quotidiana, per prevenire problemi legati a movimenti sbagliati o approssimati**...spero che tutto sia un po' più chiaro ora?»

«Certo! E scusa se ti faccio mille domande ma voglio capire cosa aspettarmi.» mi risponde con aria più serena Ada.

«Ma guarda che io ti spiegherò ogni cosa passo passo, poiché è la consapevolezza di ciò che fai, tutte le informazioni che immagazinerai, a fare nel tempo il miracolo di aiutare il cervello a migliorare l'uso che fai del tuo corpo! Quindi, tranquilla che ne faremo di chiacchierate a riguardo, inoltre ti chiederò sempre come ti sei sentita dopo ogni seduta!»

«Perfetto! Mi piace!»

«Ora iniziamo...mettiti in piedi, rilassa la postura...respira come fai sempre e senza forzature...facciamo qualche ciclo respiratorio e poi segui ciò che dico senza distrarti e cercando di mantenere la mente rilassata e concentrata su ciò che accade nel corpo...» Ada mi fa cenno di aver capito, senza parlare, mentre continua la sua respirazione.

«Continua a rilassare la postura, ma forziamo la respirazione...inspira con naso e bocca contemporaneamente anche se all'inizio ti sembra difficile col tempo ci farai l'abitudine! Senti il torace riempirsi di aria e senti una quantità maggiore rispetto a prima, giusto?» e lei mi fa cenno di si senza interrompere il ciclo respiratorio per parlare.

«Brava! Espira con un filino d'aria, lenta, senza "gonfiare palloncini"...cerca ad ogni ciclo di arrivare ad un'espirazione sempre più lunga e profonda...lascia andare in automatico il respiro e senti quello che accade nel tuo corpo...se espiri in modo lungo e profondo, l'addome si attiva, si contrae sempre di più fino a sentire il tronco curvarsi, flettersi in avanti in modo naturale...continua a respirare in questo modo, sentendo ogni adattamento profondo del tuo corpo...» e Ada continua restando rilassata e sempre più concentrata su questo viaggio all'interno del suo corpo.

«Continua a respirare in questo modo, ma iniziamo a "**vocalizzare**"...prendi aria immaginando di pronunciare la "A"...senti l'aria riempire al massimo il torace, trattienila un paio di secondi ed inizia ad espirare immaginando di pronunciare la "E"...deve essere come un sibilo leggero...senti quale parte dell'addome si attiva man mano che l'aria esce e quando pensi che sia finita l'aria, pronuncia il sibilo "I" e senti se si attiva un'altra zona dell'addome...arriva sempre alla massima espirazione con ogni vocale vocale...poi passa alla "O"...qui il gioco è più difficile, ma se ci arrivi inizi a sentire una contrazione concreta, bella tosta e molto verso il basso dell'addome, che tenderà a chiudere in avanti la postura, portando il busto in flessione in avanti...magari sulla "O" senti un po' di tensione alla zona lombare, poiché la colonna flettendo in avanti tende ad "aprire" posteriormente le articolazioni vertebrali lombari decomprimendo i dischi intravertebrali e distendendo eventuali contratture e tensioni neuromuscolari...quando pensi che l'aria della "O" sia finita passa alla "U" per sentire la massima contrazione dell'addome che spinge letteralmente la zona lombare ad acquisire una curva opposta a quella naturale, la famosa **C-Shape del Pilates**! Se arrivi ad una "U" intensa, dovresti sentire una sorta di pressione muscolare dietro la zona lombare...quello è il **trasverso dell'addome**, il muscolo più profondo della zona, che fascia anche l'area lombare e si attiva principalmente attraverso l'espirazione forzata. Spingi fuori tutta l'aria e poi devi sentire l'esigenza, come quando siamo sott'acqua, di prendere aria, di inspirare...e il ciclo riparte con la "A" inspiratoria, in cui senti il diaframma attivarsi essendo il muscolo inspiratorio per eccellenza...» la lascio continuare ed osservo ogni adattamento posturale ed ogni variazione di ritmo nella respirazione.

«Continua a mantenere questo ritmo respiratorio e questa sensazione di rilassamento anche quando ti parlo, faccio domande o devi rispondermi...ti senti rilassata?»

«Si! Bellissimo!...» mi risponde Ada meravigliata «...mi sembra di aver dormito! Sai come quando ti svegli e hai quel senso di riposo e rilassamento mentale...è normale?!» mi chiede stupita.

«Normalissimo! Significa sei andata alla grande! Hai una buona percezione del corpo...sei riuscita ad arrivare alla "U"?»

«Diciamo che l'ho giusto sfiorata...»

«Hai percepito l'addome, le sue contrazioni e gli adattamenti posturali?»

«Si! Non mi era mai capitato! Ho sentito tutto! L'addome che si svuota piano piano...la contrazione che scende sempre più giù...e poi dalla "O" ho avuto la sensazione che la contrazione si stesse spostando all'indietro.» mi dice indicandomi le zone mentre parla.

«Ottimo! Confermo che hai un'ottima percezione del corpo...ti sei sentita oscillare avanti e indietro?»

«Si! All'inizio mi sembrava di avere le vertigini, poi concentrandomi sulle sensazione del corpo, mi sono distratta e non ci ho fatto più caso.»

«Perfetto! Bello vero!?»

«Si! Stupende sensazioni!» esclama soddisfatta.

«Ora continuiamo con il **"Respiro delle Vocali"**, come chiamo io questo modo di respirare, ma aggiungiamo le **"Direzioni e Spinte Volontarie"**...»

«Cioè?!» e mi guarda interdetta.

«Riprendi a respirare come prima, dalla "A", e segui ciò che dico mentre respiri...contrai, intosta, le coscie...immagina di voler lasciare l'impronta dei tuoi talloni a terra spingengoli forte sul pavimento...tieni le braccia tese, con le mani "a paletta" come quando si nuota e immagina che ti prendo le mani e le tiro verso il basso...senti il tricipite contratto...il braccio teso...le braccia spingono giù anche le spalle che distendono il trapezio e la zona cervicale...magari puoi sentire un po' di tensione su quella zona, ma va bene così! Senza alzare il mento verso l'alto, immagina che la testa voglia "decollare", staccarsi verso l'alto...dovresti sentire il collo che si distende proiettando la testa verso l'alto...mantieni tutto attivo! Tieni tutte le spinte e le direzioni costanti e respira vocalizzando come prima, con le stesse intensità che hai raggiunto prima!» la lascio respirare e controllo le direzioni e l'intensità delle spinte posturali che genera.

«Continua a respirare, mantieni direzioni e spinte volontarie e senti che ad ogni vocale, le sensazioni di contrazione addominale, di adattamento posturale, sono più accentuate, più intense...è come se le aree opposte del corpo, combattessero tra loro in cerca di un equilibrio, una sinergia! Concentrati su queste sensazioni e continua a respirare mantenendo tutto attivo» lei continua mentre io resto in silenzio ad osservare ogni suo adattamento.

«Come va?! Hai sentito le differenze rispetto alla sola "vocalizzazione"?» le chiedo dopo circa dieci cicli respiratori forzati.

«Sì! E mi sento stanca come se avessi fatto non so cosa di

preciso! È normale?!»

«Certo!» le rispondo sorridendo «è tutto nella norma! Innanzitutto devi sapere che non siamo fatti per stare in piedi fermi ma per essere in movimento, infatti è per questo che stare fermi in piedi senza muoverci ci stanca molto...stanca la nostra postura, stanca i muscoli profondi e quelli che stabilizzano lo scheletro! Poi aggiungi che sei stata molto brava, hai raggiunto un'intensità che di solito arriva dopo almeno un paio di settimane di allenamento, quindi direi che andremo alla grandissima!»

«E chi lo avrebbe detto!» mi risponde lei con aria stanca ma soddisfatta.

«Ottimo! Ma andiamo avanti! Ora applichiamo questo sistema respiratorio e le direzioni volontarie, ad ogni cosa che facciamo, partendo logicamente da elementi semplici...quindi, riprendi direzioni e spinte volontarie...riprendi a respirare vocalizzando...inspirando mi alzi le braccia su, dai lati, spingendo le scapole indietro e verso l'alto, per poi espirare scendendo con le braccia sempre tesissime! **Ogni fase motoria deve durare quanto la fase respiratoria a cui l'abbiamo abbinata**...quindi alzo lentamente seguendo il ritmo dell'inspirazione e scendo ancor più lenta espirando col nostro solito filino d'aria! Il movimento deve finire, completarsi, quando l'aria è finita...quando sei arrivata all'ultima vocale forzata del tuo ciclo respiratorio...e poi si riparte...lo ripetiamo tre volte cercando di prolungare l'espirazione che dovrebbe durare circa 3 volte l'inspirazione...prova a contare i secondi che impieghi per prendere aria...» e la lascio continuare ad eseguire il compito assegnato «...io ho contato 5 secondi...» e lei annuisce «...quindi l'espirazione dovrebbe durare 15 secondi...» sorride, facendomi capire che la vede difficile «...tranquilla, è solo uno dei nostri obiettivi futuri ma devi essere consapevole fin da subito, di ciò che devi fare per rieducare la tua respirazione» ed annuisce serena continuando.

«Ora non ti distrarre e non fermarti» le dico prima che lei finisca di eseguire l'esercizio «continuiamo con questo metodo ma facendo una circonduzione delle braccia...inspiro portando su le braccia tese da davanti...e le spingo in rotazione all'indietro per poi farle scendere in espirazione...segui sempre il ritmo, i tempi della tua respirazione...e lo facciamo sempre per tre volte...» e la osservo eseguire facendo le dovute correzioni al movimento.

«Sempre senza distrarti, continui portando le braccia tese avanti, inspiri aprendo in torsione un braccio al lato ed espiri massimizzando tutte le spinte...quindi bacino fermo, il braccio che punta avanti spinge nella sua direzione mentre quello che punta indietro spinge nella sua direzione...più l'espirazione è profonda più sarà intensa la spinta nelle due direzioni opposte! Senti come la colonna riesce a ruotare sul proprio asse...senti l'intensità della torsione...ritorna indietro col braccio mentre sei alla fine dell'espirazione ed inspirando mi apri l'altro braccio e continui facendo la stessa cosa di prima su l'altro lato...» e resto a controllare ogni dettaglio mentre lei è concentrata a sentire ciò che il corpo fa.

«Ottimo! Non fermare il flusso respiratorio e non alterarne il ritmo...continuiamo senza interrompere il flusso facendo tre rolling squat...inspiri piegandoti sulle gambe al massimo che riesci a fare tenendo sempre i talloni a terra ed il culetto che spinge indietro, con le braccia tese verso il pavimento... espirando porta su il sedere stendendo le gambe...senti la tensione dietro le cosce e la schiena...senti la zona lombare che si distende...mantieni il mento sul petto e lentamente "srotola" il corpo ritornando su...l'ultima cosa che si raddrizza è la testa

Una volta tornata su, in posizione di partenza, riparti senza interruzioni sia di ritmo respiratorio che di ritmo motorio» ed esegue alla perfezione il compito.

«Ora sempre senza pause, arrotola giù il corpo...immagina la testa e la colonna vertebrale come un metro da sarta ed inspira...inizia ad espirare ed arrotola il "metro" partendo dalla testa immaginando di arrotolare la colonna su se stessa...lascia le braccia rilassate, a penzoloni...scendi lenta al massimo che riesci immaginando di spingere la testa verso il pavimento...inspira restando giù e ritorna su molto lentamente espirando...goditi la risalita ed ogni sensazione...e lo ripetiamo cinque volte.»

«Come è andata? Hai seguito corpo e sensazioni?» le chiedo una volta terminata questa sequenza respiratoria iniziale.

«Bellissime sensazioni Peppe! Ho sentito tutte le tensioni, anche se ogni tanto mi si bloccava il respiro…»

«Tranquilla, è tutto normale! Infondo **si chiama allenamento, proprio perché è un sistema meccanico, di movimenti, che deve spingere il tuo corpo e la tua mente a creare nuovi adattamenti nel tempo...quindi, ogni cosa richiede il suo tempo per adattarsi, respirazione inclusa!**»

«Mamma mia, mi sento la schiena stirata, rilassata, la sento come senza forza è normale?!»

«Certo! E sicuramente nelle prossime ore avrai qualche risentimento...ma è tutto parte del processo di riadattamento.» le dico sempre per evitare momenti di panico dopo la seduta.

«Ora siediti sulla tua amata sedia, gambe leggermente divaricate e schiena dritta in appoggio, spalle e braccia rilassate con le mani sulle cosce...inspira...senti come il dorso preme sullo schienale...espira lentamente e sempre vocalizzando, solo quando senti l'addome attivo, contratto e pronto, stendi le gambe tese avanti…» e mi guarda come se le stessi chiedendo di alzarsi in volo! «…non ti distrarre, non pensarci, esegui Espira, senti l'addome, senti la contrazione, e stendi le gambe!» incalzo senza darle il tempo di "processare" quanto le chiedo «Tieni la distensione per tutta l'espirazione e me lo ripeti cinque volte seguendo la respirazione, senza fretta e senza fare movimenti prima che l'addome sia contratto e attivo!» e lei continua tranquilla dopo aver capito di essere in grado di farlo.

«Ora…continua a respirare…inspira schiacciando la schiena contro lo schienale…espira, senti l'addome che si contrae, asseconda la contrazione e la schiena che tende a chiudersi in avanti…quando l'addome è bello contratto, quando sei più o meno alla "O" respiratoria, alzati in piedi, non ti distrarre, non pensare, esegui, agisci!…» e si alza tranquillamente dalla sedia! «Ottimo! Ora ti risiedi e me lo ripeti cinque volte! **Ricorda che la fretta non è una buona assistente nel nostro processo evolutivo**, quindi continua a fare tutto come lo hai appena fatto!» e lei continua senza problemi e senza far trapelare dubbi.

«Come va?!» le chiedo come mio solito dopo le sequenze che programmo nella mia mente.

«Non pensavo di riuscire a fare tutto! Anche se alcune cose le risento sull'anca e sull'addome.» mi risponde con soddisfazione Ada.

«Se così non fosse, non ti servirei io! Sicuramente staresti facendo altro in questo momento!» e sorrido facendole un occhiolino.

«Ti siedi un attimo sul divano per favore» e mi guarda quasi ad occhi sbarrati!

«Tranquilla! Voglio solo chiudere con qualche ciclo respiratorio attivo facendoti stare comoda sul divano, poi ti aiuterò io a rialzarti...promesso!» le dico rincuorandola.

«Ok ok» mi risponde sommessamente mentre sposta i cuscini.

«Siediti come prima sulla sedia ma con le gambe più larghe e culetto più avanti...la schiena non deve appoggiarsi al divano...inspira al massimo con la "A"...espira lenta...senti la contrazione addominale ed arrotola la colonna verso il basso, immagina di voler appoggiare la testa a terra, mantieni la posizione e rilassa braccia e collo...inspira...espira...senti l'addome attivo, tieni le mani a terra, la testa bassa e stendi le gambe alzando il sedere dal divano...e lentamente srotola su godendoti ogni istante di distensione...» e la osservo mentre esegue.

«Ritorna seduta...inspira...espira e senti l'addome attivo, asseconda la postura, fletti in avanti la schiena, spingi le spalle un po' verso le ginocchia e ora che l'addome è bello contratto, fai peso sui talloni ed alzati dal divano espirando...» e la osservo mentre esegue l'arduo compito.

«Perfetto!...Che cosa abbiamo appena fatto Ada?» le chiedo curioso, in cerca di conferma del fatto che si sia resa conto di ciò che ha fatto.

«Mi sono alzata dal divano!» risponde incredula! «Ma come è possibile?! Mi sono sempre sentita una tonnellata ed incapace a rialzarmi!?...Pensa che se vado da qualcuno e mi invitano a sedermi sul divano, mi sono sempre vista costretta a rifiutare preferendo le sedie!...Veramente Peppe, non me lo spiego!»

«Sei uno spettacolo Ada! Hai una felicità negli occhi come quella di una bimba che ha ricevuto il regalo sempre desiderato!...Comunque è possibilissimo! Il tuo cervello aveva semplicemente creato l'illusione, uno schema motorio falsato grazie al quale ha assecondato e ti ha, definitivamente, convinta della tua incapacità a rialzarti da sedute più basse come quella di un qualsiasi divano! Ora, con me **ci sei riuscita perché abbiamo costruito un processo graduale, che ha dato delle informazioni totalmente diverse al tuo cervello**...informazioni che hanno rotto gli schemi precedenti e che davanti all'effettiva realizzazione di ogni movimento, non hanno avuto più valenza per il tuo cervello, che essendo distratto dal percepire ogni sensazione fisica, ha "dimenticato" di far scattare i vecchi schemi limitanti e per "magia" ti sei alzata quando te l'ho chiesto!»

«Wow Peppe, sei stato bravissimo!» mi dice felicissima.

«Ma guarda che hai fatto tutto tu! Io ho solo guidato il tuo cervello con informazioni diverse dalle solite e con il fine di avere un risultato diverso ma sei tu ad averlo realizzato, quindi brava tu!»

«Incredibile! Devo raccontarlo a tutti!» mi dice sorridendo come una bambina.

«Sei un bel personaggio Ada! Mi fa piacere! Soprattutto perché ora sai bene che ti sbagliavi! Sei capace di alzarti dal divano e capace di fare tanto altro! Hai scoperto che non sei la "vecchietta che non si alza dal divano se ci si siede". Quindi **è il momento di rompere il tuo sistema di credenze e convincerti che hai ancora tanto da sperimentare e provare!** Inoltre ora puoi iniziare ad essere consapevole dell'ottimo controllo che hai del tuo corpo! Devi solo imparare che sei tu a gestirlo e che le tue emozioni, tensioni nervose, ecc., influenzano il corpo stesso! Detto in maniera sempplice, sei un soggetto che somatizza ogni cosa!»

«Sono veramente senza parole!» mi continua a ripetere incredula.

«Allora ti lascio alle riflessioni del caso» le dico sorridendo «noi per oggi abbiamo finito, alla prossima e mi raccomando, riflessioni costruttive da ora in poi!»

«Grazie Peppe! È stata una prima lezione eccezionale... figuriamoci andando avanti!»

«Ci sarà da divertirsi! Un bacione.» e mi avvio verso l'uscita.

«Ciao Peppe...buona giornata a te!»

E meno male che era la vecchietta che usava sempre la stessa sedia e non sedeva mai sui divani! Siamo stati bravi, dai! Parte inesorabile la vocina che ama decantare le proprie gesta...Brava lei vuoi dire!? Noi abbiamo solo programmato una sequenza di movimenti che dovevano portare il suo cervello a capire che il corpo è assolutamente in grado di eseguire quel tipo di compito, e che in effetti non ci sono problemi particolari che possano giustificare l'inefficienza di cui si stava convincendo! Poi il suo cervello ha elaborato, il corpo ha eseguito e lei è stata bravissima, tutto qui! Rispondo alla vocina per placarne l'ego. *Se vabbè...tu sminuisci sempre i nostri meriti! Siamo stati bravi e non puoi negarlo!*

Per fortuna squilla il telefono che interrompe quel delirio, tocco l'auricolare per rispondere... «Pronto...»

«Ciao Maestro, buongiorno!» è la voce squillante di Oriana.

«Ciao cara, tutto bene?! Come mai mi hai chiamato?» le chiedo incuriosito, visto che usiamo sempre il gruppo di messaggistica per qualsiasi comunicazione.

«Maestro vorremmo organizzare una cena oppure un pranzo tutti insieme...cosa ne dici?»

«Direi che è un'ottima idea! Ma vorrei proporre un bel pranzo domenicale e tutti con mariti, compagni e family al seguito, così ci rilassiamo e ci godiamo la compagnia tra chiacchiere e buon cibo...che ne dici?»

«Mi piace! Propongo e vediamo.» mi risponde lei.

«Ok, allora ci aggiorniamo nelle prossime ore, un bacione

Ory!»

«Ciao maestro!»

Arrivato a casa, mi metto al pc e mi immergo nella creazione di aggiornamenti per alcune aree di corsi e masters attivi nei vari percorsi formativi online...in più ho da lavorare ai nuovi programmi di allenamento che ho già impostato da tempo.

«Papi vai a lavoro?!» mi chiede Iris dopo essere rientrata da scuola.

«Si Amore mio ho lezione col gruppo di Marano, vuoi venire con me?» Iris ha sempre condiviso i miei luoghi di lavoro fin da bambina e ormai ama partecipare alle lezioni, una vera mini allieva che segue ciò che dico...la adoro!

«Non posso Papi, devo fare i compiti...ma torni presto!?» mi chiede col visino dispiaciuto.

«Amore mio lo sai che appena finisco torno, faccio una bella doccia ristoratrice e ci mettiamo io, tu e Paolantonia a giocare nella vostra stanza...ok?»

«Siiiiiiii!...Papi ti posso chiedere una cosa?»

«Certo!» ha sempre amato porre domande su qualsiasi cosa e quindi non posso sfuggirle!

«Cosa significa ristora...ristotrice...come hai detto tu prima?!» chiede senza riuscire a ripetere la parola di suo interesse, quanto è dolce!

«Ristoratrice?»

«Si! Proprio quella!» mi risponde.

«Significa che farò una doccia che mi farà sentire meglio e che deve ricaricarmi un po' per affrontare i miei due mostriciattoli!» e la stringo al volo a me riempiendola di baci «comunque, hai capito cosa vuol dire ristoratrice?!»

«Si si!»

«E sai che ti amo alla follia?»

«Siiiiiiii...anche io!» risponde abbracciandomi forte.

«Ci vediamo dopo Amore mio...controlla che mamma e sorella non combinino guai» e le faccio l'occhiolino.

«Si signore! Agli ordini!» risponde a mo' di amorevole soldatino. Io mi preparo ed esco per andare in palestra.

«Buon pomeriggio!» esclamo entrando in palestra con Anita «pronte signore belle?! Dai iniziamo a scendere in sala che siamo in perfetto orario!» e ci avviamo tutti insieme verso il nostro "luogo di perdizione"! Finite tutte le "manovre" di preparazione, iniziamo.

«Signore, partiamo con la routine respiratoria, usiamola bene per collegare mente, corpo e anche spirito! Quindi rilassatevi, concentratevi sulla vostra "casa del potere", il vostro "uovo" addominale, e sentite tutto ciò che accade seguendo il ritmo della respirazione forzata.»

«Peppe scusa...» interrompe Patty "la rossa" «...posso fare una domanda prima di iniziare?»

«Ma anche tre» rispondo io «dimmi tutto!»

«Perchè tu parli di uovo addominale? In che senso uovo!? Perchè io quando immagino l'addome attivo, immagino sempre la "tartaruga" contratta...mi sfugge qualcosa?»

«Non ti sfugge, semplicemente non lo puoi sapere se non ti viene spiegato! Quindi domanda azzeccatissima, e ti ringrazio per averla posta! **L'addome in realtà deve essere visualizzato sempre formato da tre parti, la cintura addominale che non si limita solo alla zona anteriore della tartaruga ma si estende fino ai lombari che ne fanno parte...cintura che protegge gli organi interni e il tratto lombare della colonna vertebrale poiché lì non abbiamo il costato che funge da "armatura difensiva"! Poi devi aggiungere il diaframma come tappo superiore ed il pavimento pelvico come tappo inferiore**...quindi ora immagina la cintura addominale e mentre lo dico fai scivolare le mie mani dalla parte anteriore del tronco fino alla zona posteriore lombare, poi immagina il diaframma che chiude la parte superiore della cintura come fosse un cappello e il pavimento pelvico che chiude la parte inferiore...praticamente e come visualizzare una scatola, un involucro, l'uovo addominale! Quando respirate in maniera forzata e consapevole, dovreste sentire l'addome svuotarsi e comprimersi su se stesso come un palloncino che si sgonfia accartocciandosi su se stesso, come se implodesse! Ora è più chiaro?» le chiedo per capire se sono stato comprensibile.

«Chiarissimo! Ora capisco perché lo chiami così! È anche facile immaginarlo e semplice da seguire anatomicamente.» mi dice soddisfatta.

«Ottimo! Quindi **concentriamoci su questa Powerhouse poiché nel nostro metodo di lavoro il movimento parte non a caso, con l'attivazione dell'addome, sempre!** Dal movimento più semplice a quello più difficile attendete i vostri tempi di attivazione, mi raccomando! Ora iniziate prego!»

Eseguono quanto previsto, ma le guardo e noto che la maggior parte di loro è sconnessa da se stessa! Mente e corpo non sono simultaneamente presenti in sala!

«Signore...bene...abbiamo fatto tutto una vera...schifezza!» e come sempre in questi casi, mi guardano per dire "ecco che parte la cazziata, la ramanzina!" «e al contrario di quanto vi aspettate...mi fa piacere!» mi guardano quasi sbigottite «eh si! Perchè mi regalate la possibilità di ripetere fino a farmi odiare, che il ritmo lo da la respirazione ed il movimento segue la powerhouse, mentre la postura si adatta all'intero meccanismo!» e chiedo a tutte «Perchè siete qui!?»

Invece di rispondermi, mi guardano, mi fissano, ma non

sento nulla! Allora incalzo «Signore, non è una domanda retorica, forza! Datemi qualche risposta! Infondo non vengo a prendervi con la forza a casa e vi trascino contro volontà in palestra, giusto!? Quindi perché siete qui?»

«Per sentirci meglio...per il mal di schiena...perchè mi fa male il collo...» mi rispondono man mano a turno.

«Aahhhh! Finalmente! Quindi siamo tutti qui perché dobbiamo fare in modo che il nostro stato di benessere aumenti, che i dolori diminuiscano! Siamo tutti qui perchè vogliamo semplicemente stare meglio, giusto!?»

«Certo! Si!» mi rispondono quasi in coro.

«Ora se fosse facile, non credete che avreste già risolto tutto da tempo, magari da sole, risparmiando impegno e denaro!?» e le guardo mentre riflettono «Abbiamo 30 anni, 50, 60...Ognuno di voi ha avuto tutto il tempo per impegnarsi a "creare" i problemi che oggi volete eliminare a tutti i costi! Forse avete iniziato questo percorso convinte che fosse facile cancellare in pochi mesi, in poco tempo, tutti quegli anni di errori, cattive abitudini, atteggiamenti posturali scorretti!?» le guardo ma in realtà non voglio una risposta, non serve! «Quindi, siamo concreti e schietti, vogliamo stare bene!?» chiedo con tono netto e deciso, guardandole una ad una «Allora **dobbiamo impegnarci non come immaginate voi, ma come e su quello che vi chiedo io! Dobbiamo fare in modo di rompere i circoli viziosi che avete creato in tanti anni! E per farlo non potete e dovete fidarvi di voi, ma di me!**» quasi tutte mi guardano abbozzando dei costanti cenni di conferma con la testa.

«Ora che siamo tutti d'accordo, e meno male, andiamo avanti ma concentrandoci su ciò che è importante realmente e non su ciò che voi ritenete importante! Respirate, rilassate la mente, immaginate l'uovo addominale che si svuota e gradualmente si contrae "accartocciandosi" su se stesso...il movimento, qualsiasi movimento, parte quando sento la mia colonna vertebrale curvare in avanti, quasi come volesse arrotolarsi su se stessa...solo in quel momento inizio a generare movimento, avendo la colonna che disegna la famosa "c-shape" e posso contare sul supporto della potenza addominale! Quindi, continuate a respirare e partite...» ora le vedo concentrate, una buona parte ad occhi chiusi immerse nel loro corpo...*ora ci siamo!*

«Bene signore! Quindi abbiamo scoperto che siamo tutte in grado di avere il controllo del corpo, e prima che me lo chiedete vi anticipo!...Anche se qualche passaggio, qualche postura, qualche esercizio fosse sbagliato, ricordate che voi **non siete qui per imparare a memoria come si fanno degli esercizi, ma per riprogrammare il vostro cervello a compiere movimenti quotidiani corretti, prevenendo i soliti dolori posturali!** In più, ricordate sempre che ogni postura che eseguiamo è pensata per rompere un equilibrio che precedentemente avete creato! Quindi esercizio dopo esercizio, mettiamo alla prova la nostra capacità di generare stabilità corporea e sinergie muscolari che ci permettono di superare l'ostacolo motorio previsto, e di acquisire nuovi equilibri stabili con cui gestire la postura e tutto il corpo! Ricordate sempre che è questo quello che facciamo per stare meglio! È questo che allena mente e poi corpo a migliorare! È questo il nostro individuale obiettivo! Per cui proseguiamo e restiamo sempre più rilassate e concentrate!» e chiamo la sequenza successiva.

«Brave signore! Nonostante qualche difficoltà iniziale, anche oggi avete dato il massimo, brave! Ottimo lavoro!» dico alla fine battendo le mani per la splendida lezione. «Prima di andare, vi informo che col gruppo di Pozzuoli stiamo organizzando un pranzo domenicale con consorti a seguito...se volete esserci sarebbe una perfetta occasione per stare tutti insieme tra chiacchiere e buon cibo...sarebbe carino unire i due gruppi per poter confrontare i due livelli e rendere l'occasione molto utile e costruttiva...cosa ne dite?»

Si guardano tra loro con accenni di interesse «Sembra un'idea carina! Facci sapere i dettagli sul dove e quando Peppe, così ci regoliamo...ok!?» mi risponde Renèe.

«Perfetto, allora vi aggiorno io! Ora potete andare in pace...» le saluto sorridendo «...alla prossima!»

«Ciao maestro» mi rispondono rimettendo le scarpe ed uscendo dalla sala.

"SCEGLI, DIVERTITI, PERSEVERA ED OTTIENI!"

«Papi è bello fare il tuo lavoro?» esordisce Iris dopo essere salita in auto.

«A me piace tanto Amore! Mi piace aiutare gli altri a stare meglio, a sentirsi meglio…»

«E Perchè?» chiede incuriosita.

«Forse perché anche io ho avuto momenti in cui mi sembrava molto difficile riuscire a recuperare forma e benessere! Amore, ricordi!?...Babbo qualche anno fa è stato per quasi due mesi senza camminare e mi ci è voluta una buona dose di forza, coraggio e volontà per ritornare a stare veramente bene per fare tutto ciò che mi piace!?...»

«Si si me lo hai raccontato, me lo ricordo...povero papino!» dice facendo la faccina triste.

«Quanto sei la mia dolce gnocca!» non resisto alle sue smancerie! E continuo «Forse proprio per questo amo aiutare gli altri a superare delle situazioni difficili, che ai loro occhi sembrano impossibili da affrontare e risolvere! In effetti se ci pensi, ho subito diversi traumi alle ginocchia, qualche stiramento serio, una slogatura alla spalla, e mettiamoci anche un serio incidente da adolescente, tutte cose che mi hanno messo alla prova e alla fine le ho superate! Dopo tutto questo, mi sono convinto che se sono riuscito io a cambiare tante cose per star bene, a creare nuovi equilibri per tornare a fare le cose che amo, in realtà chiunque ci può riuscire! Basta solo sapere cosa e come fare! Oggi io so come fare...per questo ho creato un metodo semplice ma che, sicuramente, non sempre risulta facile! Chi vuole provarci mi segue, e chi "sopravvive" scopre che il proprio corpo è ancora efficiente e capace di fare molto più di quanto immaginava! Diciamo che è come una rivincita che mi sono preso negli anni anche verso quei "medici" che ancora oggi non capisco cosa curino! Quei medici che mi dicevano di avere gambe che avrebbero funzionato al massimo per il 60-80% delle capacità! Forse è per tutto questo che ho tanta passione per il mio lavoro e mi piace riuscire a sconvolgere gli altri quando riescono a fare cose che non avrebbero mai immaginato di tornare a fare o fare, addirittura, per la prima volta!»

«Bello Papi, mi piace!» dice con area orgogliosa.

«Anche a me!» e le faccio l'occhiolino «Anche se il mio lavoro è molto cambiato nel tempo, si è evoluto! All'inizio lavoravo come tanti in sala attrezzi...avevo a che fare con il pubblico meno esigente dell'intero settore, a cui bastava un bicipite più grande o un culetto più sodo per sentirsi "migliori"!...Così babbo nel tempo ha fatto in modo di cambiare la sua tipologia di clienti fino a riuscire a fare e proporre ciò che più mi piace e gratifica!»

«Papi ma secondo te quando diventiamo grandi io e Paola, possiamo avere una palestra tutta nostra!? Magari ci alterneremo con i turni io e lei perché faremo anche altri lavori...secondo te, possiamo farlo?»

Sorrido con dolcezza alle sue parole e le dico «Amore se vuoi veramente una cosa devi farla! Specie se è la passione ed il desiderio che ti spinge! La cosa simpatica è che hai già organizzato anche la vita di Paolantonia!» e rido di gusto.

«Papiiiii, smettila! Sono seria!» e scoppia a ridere anche lei "abbracciando" il mio braccio mentre guido.

«Vabbè Amore comunque mi raccomando, ora che arriviamo al ristorante evita di farmi ripetere sempre le stesse cose! Ascoltami e non arrabbiamoci inutilmente, ok?»

«Ok!» mi risponde con tono semi convinto.

«Speriamo bene!» dico guardando Simona che è seduta dietro con Paolantonia.

«Peppe ma ci saranno tutte le allieve? E tutte accompagnate?» mi chiede Simy curiosa delle presenze a questo pranzo che unisce i due gruppi.

«Amore non credo proprio tutte, e penso che non tutte saranno accompagnate da mariti, compagni o famiglia! L'importante è che noi che ci siamo, ci divertiamo e rilassiamo! Sicuramente potrai confrontarti con altre atlete del tuo calibro, donne che si allenano da anni e anche duramente come te!» consapevole dello sfottò, sorrido guardandola dallo specchietto retrovisore.

«Papi ma se mamma non si allena mai!?» risponde Iris d'istinto e schiettamente.

«Innocente voce della verità! Per fortuna che ora puoi testimoniare anche tu!» e mando un bacio ad Irisi mentre guido.

«Quanto siete simpatici!» risponde Simy «Non riesco ad essere costante ma quando mi alleno, lo faccio con impegno!»

«Ecco brava...quando lo fai!» rispondo io, mentre Iris fa un gesto con la mano per dire "se vabbè" «...comunque tu saresti quel tipo di allieva che io non vorrei mai, anzi saresti l'allieva che dura poco alle mie sedute di allenamento...nonostante tutta la tenacia e la motivazione che hai!» continuo ironicamente guadando Simy sempre dallo specchietto.

«Ma infatti io non ti tollererei! Sei così fermo, ferreo e pesante!» mi dice con aria snobbante.

«Perfetto Amore! Vedi!? Avremmo trovato comunque un equilibrio!» e scoppiamo tutti a ridere mentre Paolantonia ci guarda e farfuglia anche lei qualcosa.

«Ahhhh! Tra una cretinata e l'altra, siamo arrivati a destinazione, ora parcheggiamo ed apriamo le danze!» Parcheggio, prendiamo il passeggino e ci avviamo all'ingresso dove diverse allieve si intrattenevano chiacchierando tra loro.

«Buon giorno a tutte! Vedo che siete arrivate sia da Pozzuoli che Marano, bene!» e si guardano tra di loro visto che i due gruppi non si sono mai conosciuti prima «vabbè faccio io le presentazioni, sfaticate che non siete altro!» sorridendo faccio una rapida carrellata di presentazioni.

«Logicamente, queste sono le mie donne...Simona, mia moglie per chi non la conosce, poi Paolantonia la nostra "Chucky" e Iris che conoscete tutte!»

«Peppe credo manchi ancora qualcuno, ma stanno arrivando» dice Anita, l'unica che conosce entrambi i gruppi.

«Va benissimo, magari entriamo e facciamo un piccolo aperitivo nell'attesa...che ne dite?»

«Ottimo!» rispondono quasi tutte e ci accomodiamo dentro. Ognuno ordina da bere e ci mettiamo comodi.

«Ah bene! Ecco le ritardatarie!» esclamo quando si avvicinano al tavolo i "pezzi" mancanti, accompagnate dai consorti «io sono Peppe, piacere!» dico per fare una rapida presentazione al volo «accomodatevi ed unitevi all'aperitivo di attesa» e faccio l'occhiolino.

Terminato l'aperitivo, qualcuno esce a fumare, altri di noi

restano seduti, mentre io e Simona lottiamo con Paolantonia che vorrebbe assaggiare qualsiasi cosa birra inclusa, è una vera "macchietta"! Tra un sorso e qualche risata, siamo tutti lì a chiacchierare, interagire ed inevitabilmente partono le domande legate alle lezioni da parte dei consorti ignari e curiosi.

«Peppe allora, come sono queste signore a lezione? Hai messo su una classe in cui ci vuole pazienza, no!?» mi chiede qualcuno legato al gruppo di Pozzuoli.

«La pazienza ci vuole sempre!» rispondo sorridendo «ma è reciproca, perché sicuramente non sono un tipo facilmente "gestibile"! Non a caso ripeto sempre che "le mie lezioni non sono per tutti"...non solo perché esigo lo stesso impegno e passione con cui io insegno, ma anche perché devono avere a che fare con me! Un bel soggetto diretto, schietto e determinato! Quindi diciamo che ormai dopo tanti anni abbiamo raggiunto un grande e "faticato" equilibrio!» e sorridiamo tutti di gusto.

«Ma capita che entri qualcuno che vuole provare a fare lezione e poi scappa?»

«Certo! Queste sono le due classi che si sono "autoselezionate" nel tempo! Anzi, diciamo che il tempo ha fatto un'inevitabile selezione naturale e tutte loro sono quelle che hanno dato un vero valore a ciò che fanno! Hanno imparato a dare un'importanza concreta allo star bene, al sentirsi meglio e senza i classici dolori! Hanno imparato a volersi bene anche se **dovrebbero sempre amarsi come le amo io!**» e cade un attimo di silenzio, visto che anche le allieve non sono tanto abituate a sentirsi elogiare da me «Eh sì, signore belle! Lo sapete, io mi impegno a condividere ogni mia competenza con voi e ciò che fate voi oggi, io l'ho fatto per me ieri! Quindi conoscendone tutti i dettagli, non solo quelli teorici, so quanto impegno e dedizione ci vuole per arrivare a determinati risultati! Per avere tanta pazienza, per resistere tanti anni, se non si ama ciò che si fa e come ci fa sentire, non riusciremmo mai a continuare...così a lungo! E questo vale sia per me che per voi, ma resta il fatto che io sono sempre quello che in mille modi diversi vi carica, non vi fa mollare, spende una parola di conforto e vi aiuta a riflettere in modo costruttivo su ciò che per voi a volte appare un problema insormontabile...se non è amore questo!? Ecco cosa intendo quando vi dico che dovete sempre amarvi come vi amo io...dovete apprezzare ogni cosa che fate come l'apprezzo io...dovete darvi sempre tempo per imparare a superare i vostri limiti...e dovete evitare di giudicare ciò che fate, anche perché non avete le competenze per farlo, e se non lo faccio io, voi non potete nemmeno pensarci!...e su questo raro momento di amore condiviso, facciamo un brindisi...cin cin!» brindiamo tutti sorridendo e lasciandoci andare a varie riflessioni in merito.

«Ma l'allieva più "tosta" di tutte chi è?!» altra domanda di rito.

«Senza ombra di dubbio, mia moglie! Simona!...» e rido di gusto, mentre Simy mi guarda con aria simpaticamente minacciosa «...eh si! Simona sarebbe la cliente che non vorrei mai, e che tra l'altro non resisterebbe tanto a lavorare con me...vuoi perché per lei sono il compagno, suo marito e ciò da a tutto una prospettiva differente, vuoi perché io non assecondo mai nessuno...non lo faccio con le mie figlie, immaginiamo con chiunque altro!...Sono dell'idea che **se vuoi dei risultati, se vuoi migliorare qualcosa, se vuoi sentirti meglio, devi iniziare a fare cose che non hai mai fatto prima o almeno fare qualcosa di diverso, altrimenti non avrebbe senso l'esistenza del mio settore, no!?»**

«Ma poi considera che Peppe è pesante...è pignolo...è tutto precisino e perfezionista...quindi vuole tutto perfetto!» spara prontamente Simona.

«È vero Simy, ma guarda che se non fosse così noi non avremmo mai avuto i risultati ottenuti» risponde Oriana, che poi mi guarda e continua «ma maestro, è vero che sei pesante! Ci hai fatto tante di quelle cazziate! Però ci volevano e ci sono servite, dobbiamo ammetterlo!»

«Brava! Viva la sincerità!...E poi Simona lo sa bene, è vero che frantumo le gonadi spesso, ma lo faccio per spronare al massimo...e comunque **chi vuole fare, fa e agisce, chi vuole perdere tempo con false convinzioni, alla fine trova scuse per giustificare il suo non agire o addirittura i fallimenti!** Quindi diciamo che io contribuisco attivamente alla selezione naturale di cui parlavamo prima! E vi ricordo che "io e le mie lezioni, non siamo per tutti" anche perché in giro ci sono tante prese per il culo a portata di chiunque, tanto da provocare l'imbarazzo della scelta! Io invece voglio solo chi si impegna!...In realtà Simona non ha motivazioni forti per avere la spinta a "sopportare" tutto ciò che dovrebbe fare con me, mentre chi "mi paga e ringrazia" sono persone che hanno la voglia di sentirsi meglio, le hanno provate tutte...mi arrivano con esperienze disastrose con altri trainers...alcuni con un passato di assurde cure farmacologiche...tante con la pretesa della "pillola magica" che risolve tutti i problemi...ma la verità è una soltanto...per cambiare abitudini, prospettiva e costruire risultati duraturi, serve un cervello consapevole di ciò che si vuole! Perché senza l'adeguata mentalità, senza un doveroso "aggiornamento del software" nemmeno l'hardware funziona bene! Manco il corpo inizia a dare il massimo! Ecco perché dico sempre che io mi rivolgo ai cervelli e non ai soggetti!»

«Azzo! Però ci stai facendo venir voglia di provare qualche

lezione!» risponde qualche consorte "sconsiderato"!

Sorridendo rispondo «La porta è sempre aperta! Quando volete! Basta non essere spaventati dal confronto con donne cazzute e con le palle!» e strizzo l'occhio alle mie super allieve.

«Si si maestro, facciamo una bella lezione ai cavi e vediamo come si sentono il giorno dopo, che ne dici?» spara al volo Tea senza pensarci due volte.

«Che siete senza cuore! Io almeno lo dico, da qualche parte un cuore ce l'ho ancora, anche se spesso non ricordo dove!» e scoppio a ridere.

«Comunque nemmeno noi abbiamo ancora fatto una lezione ai cavi Peppe, quando la facciamo?» chiede incuriosita Patty.

«Quando inizierete ad avere reale consapevolezza del vostro corpo e controllo in ogni postura e movimento! È vero che seguite lo stesso metodo, ma siete a livelli "espressivi" diversi...quindi quando sarete "mature" tecnicamente, inizierete a sperimentare fitball, cavi e tutto ciò che vorremo! **Ogni cosa va fatta al momento giusto, senza dimenticare il perché si inizia un percorso** simile. Tutte avete iniziato per star bene, eliminare i dolori, il mal di schiena, la sciatalgia, e quando poi si arriva a star bene, io ho il dovere tecnico e morale di evitare che si possano "riaccendere" le problematiche, eliminando anche il desiderio di sperimentare cose nuove, mai fatte prima, e che qualcosa di costruttivo possa trasformarsi in cazzata se fatta prima del tempo dovuto!»

«Peppe ma a qualsiasi età si può iniziare? Anche una tipa come me dopo i 60?!» mi chiede la compagna di una di loro.

«Certo! Poi dipende se per te sei già vecchia oppure no!?» le rispondo in modo retorico sorridendo «loro sanno, anche la tua compagna, che l'età è un numero...è nella testa...e non c'è nulla che impedisce di iniziare a sentirsi bene! Logicamente tutto va fatto con gradualità, progressività! Sicuramente non potresti iniziare con un gruppo avanzato come loro, ma dovresti iniziare dalle basi come tutti, per poi arrivare a superare i tuoi limiti...pensa che ho allieve che dopo i 60 hanno imparato a fare la capovolta! **Ecco perché sostengo che lavorare bene sulle proprie convinzioni, sulle "credenze medie" imparando a demolirle e costruendone di nuove, sia il miglior investimento che si possa fare per se stessi, senza limiti di età e di nessun genere!** Pensa che ho fatto allenare mia madre...mia suocera...che si sono sentite molto meglio nel tempo...mio fratello, che è il caso più "delicato" per ciò che riguarda la colonna vertebrale, ed anche lui tra alti e bassi di impegno e dedizione, trova sempre giovamento...capisci quindi che il sano movimento ben fatto, senza stress e con la giusta prospettiva mentale, aiuta sempre e chiunque!»

«E tuo padre?» chiede qualcuno.

«Mio padre purtroppo non ha avuto tempo e modo di "approfittare" di me...ha iniziato a combattere col cancro appena andato in pensione...che malattia del cazzo vero!?» tutti annuiscono ma senza proferire parola, forse pensando ad un'ipotetica gaffe fatta, e allora continuo sereno anche per tranquillizarli «ma era spesso presente alle masterclass che organizzo per i trainers con la mia accademia formativa, diceva sempre che lo rilassavano, che gli piaceva capire il mondo che c'era dietro ad un "semplice" movimento...e questo mi rallegrava perché se lui, non del mestiere coglieva questo, allora ai partecipanti doveva essere obbligatoriamente lampante la cosa! Comunque credo che se avesse potuto si sarebbe allenato volentieri, anche perché il primo libro che ho letto sul body building era suo!»

«Maestro ma poi come ti è nata la passione per il mondo posturale?» chiede Oriana.

«Sapete tutte che ho le ginocchia "distrutte", niente crociati anteriori ne menischi...eppure mi sono impegnato al massimo per affrontare il problema e combatterlo ogni giorno e continuo a farlo anche oggi! Ma per farlo in modo serio ho iniziato ad approfondire, accompagnato dal mio "perfezionismo"» e faccio l'occhiolino a Simy «le tematiche legate ai meccanismi posturali, al miglioramento delle percezioni fisiche per prevenire gli infortuni, all'aumento del controllo psico-motorio per ottimizzare anche i movimenti più subdoli...tutto ciò mi ha aperto le porte del mondo posturale, in cui mi addentro in modo sempre più profondo! Grazie a tutto questo, oggi voi vivete un metodo di lavoro perfezionato in trent'anni di attività, studio, approfondimento e sperimentazione diretta...capace di agire sulla respirazione, sulla mente, sul corpo e credo anche sullo spirito! Perché **quando ci rendiamo conto di aver superato ostacoli fisici, di aver oltrepassato dei limiti che per noi erano "insormontabili", iniziamo a capire che forse forse, possiamo fare molto più di quello che pensavamo! Diventiamo consapevoli di essere molto più di ciò che credevamo!** Questa è la vera essenza di ciò che faccio!» dico tutto d'un fiato come per non perdere il filo dei miei pensieri più profondi, e alla fine guardo tutti cercando di cogliere se sono stato chiaro oppure no.

«E noi per questo ti sopportiamo maestro!» dice ironica Tea mandandomi un bacio e rompendo il dubbio che avevo.

«Maestro però una cosa me la devi spiegare...» dice Oriana.

«Spara, sentiamo!» le dico di getto, pronto a rispondere e sorrido.

«Ormai sono anni che ci alleniamo con te, io sicuramente

un bel po', e devo dire che il tuo approccio a noi come gruppo, come allieve, è molto cambiato nel tempo...come mai?»

«Come dice sempre Tea, "mi sono addolcito", no!?» rispondo guardando Tea sorridendo, poi continuo «In realtà il percorso di benessere che si inizia deve seguire le evoluzioni di ogni soggetto parte in causa, no!? Di conseguenza, all'inizio sono molto più duro, esigente e oserei selettivo, perché voglio persone su cui poter innescare reali, concreti ed oggettivi cambiamenti! **Non mi interessa avere una sala piena di persone che fanno qualche mese di esercizio fisico prima della prova costume per poi sparire dai radar del benessere!** Per cui, dopo una dura selezione naturale so di avere a disposizione del capitale umano su cui investire ogni briciolo di passione e competenza per ottenere risultati eccezionali...voi per me siete l'emblema dell'eccezionalità!»

«Wow! Complimentone!» dice Oriana tra il vociferare di tutte che quasi non credono alle loro orecchie.

«Lo meritate! Ma siete consapevoli dei vostri risultati?! Sapete che ormai non avete limiti di età e di nessun altro genere!? Sapete che siete riuscite a fare un lavoro eccezionale su mente e motivazione che tanti possono solo sognare?! Eppure qui non ci sono ragazzine, no?!»

«Infatti!» risponde spontaneamente Tea.

«E dovete essere orgogliose! Donne toste, cazzute che hanno saputo prendersi del tempo per se stesse, per star bene e ritornare ad essere attive e in forma! Io ne sono consapevole e quindi oggi so di relazionarmi con donne che hanno coscienza di se stesse, allieve tecnicamente mature e capaci, di conseguenza non posso pormi sempre allo stesso modo...se evolvete voi, evolve anche il mio modo di comunicare!» e le guardo in attesa di un cenno di assenso o dissenso.

«Giusto! Mi sembra giustissimo maestro!» Dice Oriana.

«Ma alla fine per star bene sul serio, cosa si dovrebbe fare Peppe?» mi chiede il compagno di una delle ragazze.

«Imparare che sei un essere alla ricerca costante di un equilibrio che in realtà ha natura mutevole, perchè evolve e si aggiorna di continuo!...Eh si! L'errore che si commette sempre più spesso, è di definirsi come una costante nell'equazione della vita e del benessere, che invece è ricca di variabili! La verità è che noi stessi siamo una variabile, anzi, siamo la variabile per eccellenza visto che siamo altamente influenzabili da tutto ciò che ci circonda! Quindi per iniziare a star bene, dobbiamo imparare a vederci e a guardare noi stessi con leggerezza, senza troppe "ansie da prestazione" e senza stress! Bisogna acquisire la "strafottenza costruttiva"!»

«E che vuol dire?!» mi chiede curioso.

«Diciamo che siamo tutti bravi a "non fare", giusto!? A trovare una scusa per non andare a correre...una giustificazione al mangiare troppo...è facile essere strafottenti quando non vogliamo fare nulla, giusto?!»

«Eh si!» rispondono diverse voci quasi in coro.

«Quello è il tipo di strafottenza che dobbiamo imparare ad usare a nostro vantaggio, in modo costruttivo! Quando si inizia un percorso si hanno grandi aspettative, ottime motivazioni, una bella spinta a fare, ma tutto questo deve essere mantenuto nel tempo per arrivare al grande traguardo, no!? Ed è qui che casca l'asino! **Obiettivi troppo lontani, traguardi quasi idealistici e troppo difficili da raggiungere in un momento, rischiano di diventare demotivanti e non costruttivi! Quindi cerco di insegnare a tutti l'unico trucco per riuscere ad ottenere ciò che si vuole...fottersene dei risultati!»** e guardo tutti sorridendo.

«Ma come!?» dice qualcuno incredulo.

«Hai mai corso prima?! Ti sei mai allenato?! Hai mai avuto questa gran voglia di fare?!...No!? Ottimo! Allora non automassacrarti le palle con diete ferree, allenamenti assurdi e mille attività da seguire! Inizia piano, con strafottenza...quella stessa strafottenza che usavi per dire "vabbè è solo un bis di pasta!"...**La strafottenza che ti aiuta a non dar peso a ciò che accadrà ma che è capace di spingerti a fare cose mai fatte!** Quindi magari inizi con una corsetta di 30 minuti...un allenamento di 20 minuti...senza pensare ai chili che vuoi perdere, alla forma fisica perfetta o ai dolori che non vuoi più...in quel momento iniziale **hai solo bisogno di iniziare a fare! Col tempo tutto verrà da se!**»

«Vero Peppe! Parole sante!» dice qualcuno con un tono che sottintende "Cazzo quanto è vero!".

«L'errore è che si vuole sempre partire a razzo in quest'epoca dove tutto corre veloce! Ma ci sono cose, come il corpo umano, di cui vanno rispettati i tempi di adattamento! Infondo se così non fosse, non esisterebbe il principio della progressività alla base di qualsiasi sano allenamento! Quindi ritornando alla domanda iniziale, **il segreto è nei piccoli obiettivi, raggiunti con piccoli passi chiari, netti e decisi...di cui il soggetto deve esserne consapevole in modo da rafforzare, passo dopo passo, la voglia e la motivazione per andare avanti e spostare l'asticella sempre più in alto! Solo così si agisce sulla mentalità che serve per ritrovare il vero benessere ed un sano equilibrio tra mente, corpo e spirito!**»

«Amen! Sorelle...Amen!» dice sorridendo Oriana mentre congiunge le mani e volge lo sguardo al cielo in modo ironico.

«Peppe ora che siamo rilassati a chiacchierare, mi dici perché con te il Pilates risulta totalmente diverso da quello che ho fatto per anni altrove?!» chiede Ester una delle ultime allieve ad essersi unite al gruppo di marano.

«Io non definisco e non mi pronuncio mai sul lavoro degli altri!...Partendo da questo presupposto, ti dico che in primis, tutto dipende dal tecnico, dall'insegnante, e non da voi allievi! Io appartengo alla categoria che crede che il pilates sia un metodo unico ed eccezionale, ma obsoleto! Ed è normale che sia così! È nato ad inizi del novecento, in assenza di un secolo di importanti e fondamentali scoperte proprio sul corpo umano e sul suo "funzionamento", di conseguenza per me è assurdo pensare di non dover aggiornare il metodo con le nuove conoscenze scientifiche! Sarebbe un oltraggio all'intelligenza umana e allo stesso ideatore Joseph Pilates, e anche alla mia integrità professionale!...Punto due...chi dice di "divulgare il vero pilates" dovrebbe essere interrogato sul perché oggi parliamo di pilates e chi lo ha "commercializzato"! In questo momento, per non risultare pesante e logorroico, ti basta sapere che "gli anziani", "the elders" come vengono chiamati ufficialmente, era il gruppo dei fedelissimi allievi di Joseph Pilates e sono loro ad aver divulgato Contrology col nome di Metodo Pilates, proponendo sempre i 34 esercizi del metodo originale ma contaminandoli ognuno in base al proprio background personale! Ed è proprio questo che ha dato vita a diverse scuole di pensiero in merito e a diverse metodiche di insegnamento! Quindi se lo hanno fatto loro, perché non posso contaminarlo io, con tutto ciò che so e che secondo me serve ad ogni allievo per capire bene il proprio corpo ed imparare ad averne il pieno controllo!?»

«Mi sembra logico!» risponde qualcuno.

«Infatti nel mio metodo ci sono elementi di posturale, funzionale e del pilates. Personalmente riconosco la validità dei 34 esercizi canonici del pilates ma per me avevano bisogno di una grande rinfrescata tecnica e teorica per non ridurre tutto, al semplice ripetere meccanico di quelle splendide posture! Io credo di aver creato un metodo capace di dare una seconda vita a "macchine umane" usate male e spesso, messe male! Se ci pensi, noi sistemiamo la "carrozzeria" attraverso l'applicazione dei principi del pilates e delle motidiche posturali, poi ci occupiamo della "meccanica e del motore", cioè tutto quello che fa funzionare la macchina e lo facciamo usando l'allenamento funzionale, cioè un metodo creato per stimolare tutte le funzioni del corpo umano ed ogni capacità meccanica e di movimento che può esprimere.»

Ester mi guarda sorridendo e mi dice «Vedi Maestro, riesci a farci entrare in testa delle cose così complesse e nuove, con una facilità assurda!...Santo subito!» e batte le mani sorridendo rivolgendosi agli altri.

«Se vabbè! Non esageriamo...mica faccio miracoli!» rispondo facendo l'occhiolino.

«E visto che si parla di miracoli...ma per dimagrire che posso fare?» mi chiede il marito di una allieva con tono spiritoso ma curioso.

«Deficit calorico! Mangiare meno o muoversi di più! Introdurre meno calorie di quelle che bruci o imparare a bruciarne di più ogni giorno! Questa è l'unica cosa che funziona, il resto sono cazzate per venderti qualcos'altro! Ma il problema è sempre ciò che vuoi tu e come pensi di ottenerlo!? **Perché soprattutto gli uomini sono convinti di sapere come fare!...Infondo basta alzare qualche peso, magari un po' di corsetta e il gioco è fatto...semplice no!? Peccato che poi si scopre che non funziona così!** Che quello che dice "mio cugino" non è valido per me, per tutti, e allora vado in palestra, mi ricolgo al personal...ma resto sempre convinto di saperne tanto in materia al punto di non ascoltare e non seguire il da farsi ed i consigli che mi vengono dati! **La ricetta per dimagrire e tornare in forma è fatta del 40% di umiltà, 30% di dedizione, 20% di cambiamento di mentalità e solo il 10% finale di obiettivi raggiungibili e misurabili! Tutto il resto, sono puttanate!**» dico in maniera netta e concisa anche per spiegare ancora meglio perchè lavorare con gli uomini, in media, mi annoia.

«Azz! Più chiaro di così si muore!» mi dice lui guardandomi negli occhi.

«Peppe...senti ma per Margherita invece allenamenti come il nostro vanno bene sul serio?!» mi chiede Katia, nuova allieva che dopo qualche settimana ha portato a lezione la figlia 20enne.

«Tua figlia?! Certo che si! Come già ti ho spiegato a lezione, lei è giovane, longilinea e comunque in forma, ma ciò non toglie che ha dei problemini posturali dovuti alle abitudini, di cui molte errate, delle nuove generazioni come sedentarietà, occhi bassi sui cellulari, testa e collo posti sempre verso il basso, assenza di una costante attività fisica...e aggiungiamo anche una bella porzione di atrofia muscolare, anzi diciamo "impreparazione muscolare", visto che crescono velocemente ma la struttura muscolare non è pronta a sostenere il carico osseo, soprattutto in soggetti che non svolgono attività fisica regolarmente...ritornando a tua figlia, nello specifico lei ha un dislivello del bacino con conseguente curva scoliotica, lieve, ma c'è! Quindi la ricetta è movimento fisico mirato e costruttivo, e una sana alimentazione visto che, in presenza di alterazioni posturali, il peso, la zavorra che ci portiamo dietro tutto il giorno, incide in modo considerevole andando avanti con gli anni.»

«E quindi un allenamento come il nostro va bene?!» mi richiede lei.

«Se lo fa si! Non posso scoprire la validità di qualcosa se

non la faccio...visto che già a lezione non è costante! **L'allenamento è come una medicina, forse la più salutare che possiamo somministrare al nostro corpo! Ma richiede costanza e perseveranza!** Non basta fare qualche lezione a settimana o addirittura al mese, ma ci si deve dare tempo ed un programma concreto che preveda obiettivi reali e misurabili, come migliorare la postura quotidiana, aumentare la tonicità muscolare, migliorare l'efficienza fisica, ecc., ecc., ecc.»

«Eh lo so! Già lo hai detto sia a me che a lei...ma sai, lo studio, la vita personale, le attività extra...» dice lei con tono sommesso.

«E allora 'sti cazzi!» dico con tono quasi irriverente «Eh! Io mica faccio miracoli! **L'allenamento migliora, ci aiuta, ci permette di stare meglio fino al punto di star bene...ma devo allenarmi! Una medicina che non assumo con regolarità, che non assumo affatto o a cui non do il tempo di agire...non può curarmi,** giusto!?»

Lei mi guarda e mi risponde con tono ovvio «Eh no!»

«Quindi alle tue domande, già avevi risposte serie...alle tue perplessità sulla fattibilità della cosa, c'è solo da parlarne con tua figlia...che per me è adulta ormai e non deve essere convinta! Dovrebbe solo capire che a 20 anni il problema è "X", a 40 anni il problema non trattato col sano allenamento sarà inevitabilmente "X + 20", dove 20 sono gli anni passati senza far nulla! Semplice!»

Mi guarda senza proferire parola, accennando un si con la testa e sollevando le spalle come per dire "farò del mio meglio per farglielo capire".

Tra mille altre domande e chiacchiere il pranzo volge al termine. Tutti contenti, felici e arricchiti da tanti confronti, opinioni e parole costruttive, ci salutiamo affettuosamente e ci rimettiamo tutti in macchina diretti ognuno al proprio "nido".

Iris e Paolantonia sono crollate in macchina mentre io e Simy chiacchieriamo facendo un resoconto della splendida giornata.

«È stata una giornata piacevole, vero?! Anche se Paola a volte prende dei capricci assurdi...vuole assaggiare tutto quello che vede!» dice Simy.

«Ahahahah...è mitica! Come fai a dirle di no con quelle espressioni che fa!?...La adoro!» rispondo con gli occhi a cuoricini e continuo «Comunque si, è stato tutto molto piacevole anche se sai bene che non amo parlare sempre di lavoro.»

«Vabbè dai...infondo è normale essere curiosi quando si capisce che ci sono persone che seguono da anni un metodo che le aiutate a stare veramente bene! È normale farti delle domande.» risponde Simy.

«Lo so, lo so! Solo che a volte mi lascio prendere dal discorso e mi rendo conto di essere troppo logorroico nel dare spiegazioni e dettagli, che non vorrei finire per creare confusione invece di sciogliere dubbi e curiosità!...Sai com'è!? A volte risulto pesante e pignolo!» le dico sorridendo e facendole l'occhiolino.

«Però è bello serntire quanto sia diventato importante allenarsi per tutte le tue allieve...quanto sia utile al benessere della mente e del corpo...se non fossi tu, mio marito, seguire alla lettera ogni tuo suggerimento!» mi guarda e ride, mentre io le sorrido «Ma, amore mio, già facciamo tutto insieme! Quindi non cambiamo abitudini...mi prepari l'allenamento e lo seguo da sola, grazie!» e ride.

«Amore ma anche io ti amo alla follia» le rispondo sorridendo.

E lei «Come Renzo ama Lucia!»

Tra chiacchiere, risate e le bimbe che dormono arriviamo a casa, parcheggio e con calma saliamo a casa per chiudere questa bella giornata.

Arrivata la sera, comodo a letto, mi lascio andare alle mie solite riflessioni serali, con il supporto della mia vocina interiore che puntuale come sempre parte *«Chissà se nella nostra vita qualcosa fosse andata in maniera diversa, ora ti saresti ritrovato a fare comunque il tuo lavoro ed avere questa vita?!»* ed io «In effetti chi può saperlo...l'importante è che oggi sono soddisfatto del mio vissuto, del mio lavoro e della mia vita! Sicuramente non è stato sempre facile e non lo sarà sempre!...Ma il bello è anche questo...è stimolante...mi stimola fare mie le sfide degli altri, dei miei allievi...aiutarli a capire che star bene non è poi così difficile se si riesce a cambiare, con serenità, le proprie abitudini facendone entrare di nuove nella propria quotidianità!»

Momento di silenzio...forse anche lei riflette...ma poi, la vocina riparte *«Peccato che non tutti sono pronti per questi cambiamenti!»* e le rispondo con ovvietà «Se così non fosse, sarebbe un mondo sterile e completamente conformato a delle regole standard! Il bello è proprio nel fatto che, in tanta diversità, bisogna capire dove è possibile agire in determinato modo per ottenere ciò che il soggetto ha sempre desiderato.»

«Comunque facciamo un lavoro bellissimo!» spara lei.

«Sono pienamente d'accordo! Ma ora riposiamo che domani è un altro giorno ricco di impegni, emozioni e sfide...buona notte!»

RINGRAZIAMENTI

Wow! È finito!

Eh si! Anche questa esperienza l'abbiamo fatta!

Cosa dici...sarà piaciuto!?

Non ne ho idea! L'unica cosa che possiamo fare, è sperare che il racconto delle nostre esperienze e di chi con noi cerca nella vita di tutti i giorni, attraverso le sue mille difficoltà ed imprevisti, di stare bene con se stesso ed il suo corpo, possa essere utile a chi è arrivato fino infondo! Che sia in grado di generare utili riflessioni al lettore! Che possa portare la nostra più accanita lettrice a dire "Cazzo, voglio provare anche io a star bene e ritornare ad amarmi sul serio!"...Se siamo riusciti in questo, abbiamo già vinto!

Peppino…Peppe…

Dimmi!?

Ne scriviamo un altro!?...Ora?!

Ahahahah...ma anche no! Ora di sicuro no! In futuro chissà! Ora rilassati e goditi i commenti!

Nel frattempo io ringrazio tutti i miei allievi e studenti che nel tempo, con le loro storie, hanno alimentato l'idea di scrivere un romanzo che potesse raccontarle, rendendole utili ad altri che oggi vivono situazioni ed emozioni simili.

Voglio abbracciare e stringere a me, mia moglie Simona che mi ha indirettamente aiutato a mettere giù queste parole, lottando con la piccola Paolantonia che appena mi vedeva al pc mostrava interesse per la "scrittura a macchina" e pretendeva di stare in braccio mentre scrivevo! Adorabile la mia Chucky!

Voglio ringraziare i pezzi viventi della mia anima, Iris e Paolantonia, perchè mi hanno reso un uomo più attento, dolce e premuroso...e ne giovano tutti!

E ringrazio la mia testa dura, la mia "capa tosta", e me stesso, per la perseveranza che ho avuto, la voglia e il coraggio di provare a fare qualcosa di nuovo e mai visto prima! Sinceramente, spero ti sia piaciuto!